歯科と睡眠

睡眠歯科医療はじめましょう！

著
藤巻弘太郎
東京都・ふばいオハナ歯科

佐々生康宏
山口県・ささお歯科クリニック

夫馬吉啓
愛知県・グリーンデンタル夫馬

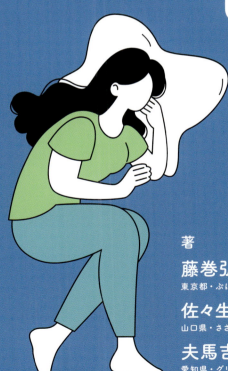

刊行にあたって

　ヒトの三大欲求の１つである睡眠。生命を維持するために必須なものだが、日本人は世界一睡眠時間が短いことで知られている。

　現在、国内で睡眠に対する関心が高まっており、なかでも睡眠時無呼吸は日本に潜在患者が900万人いるといわれており、医科歯科連携において歯科でも保険診療が可能となっている。また、睡眠時ブラキシズムも筋電計による検査が歯科で保険収載され、身近な疾患となっており、日常臨床においてこれらの睡眠関連疾患を伴う患者にはかなりの頻度で遭遇するのではないだろうか。

　そのような睡眠医療に歯科がかかわることは、筆者らの大学卒業時には考えられなかった。そして、実際に睡眠の世界にかかわるようになって困ったのが、睡眠医療の書籍は専門性が高すぎるものばかりで、どれを読んでも難解であったことである。

　近年では、毎年歯科医師国家試験において睡眠歯科に関する問題が出題されており、睡眠歯科医学として発展しているが、大学においては専門講座がないのが現状であり、まだまだ学びたくても学びにくい環境にある。

　本書は、大学ではほとんど習わなかったであろう「睡眠医療」に関して、「睡眠歯科」としての歯科医療からのアプローチと、「睡眠衛生」として睡眠を取り巻く基本的な知識をなるべくわかりやすく記載した。また、歯科医院として新たに睡眠歯科に取り組む際に、スタッフの教育にも活用できる構成とした。

　経験豊富な先生方にとっては、いままで培ってきた歯科医療の視点を変えるきっかけとなり、睡眠歯科としての新たな一歩が踏み出せると思う。

　患者だけではなく、スタッフ、家族、また自身のために、「睡眠」を「歯科」に取り入れてほしい。

2024年10月

藤巻弘太郎　佐々生康宏　夫馬吉啓

CONTENTS

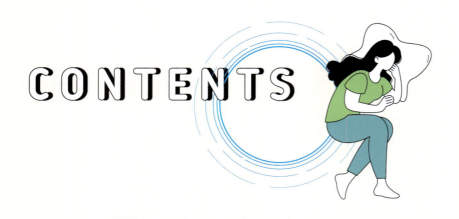

Chapter 1
歯科と睡眠

008	01	歯科医院と睡眠	藤巻弘太郎
014	02	一般歯科と睡眠	藤巻弘太郎
018	03	矯正歯科と睡眠	夫馬吉啓
024	04	摂食嚥下と睡眠	佐々生康宏
028	05	小児歯科と睡眠	夫馬吉啓
034	06	乳幼児と睡眠	夫馬吉啓
038	07	小児と睡眠	夫馬吉啓
042	08	スポーツ歯科と睡眠	藤巻弘太郎
046	09	ブラキシズムと睡眠	藤巻弘太郎
052	10	無呼吸と睡眠	佐々生康宏
056	11	MFTと睡眠	夫馬吉啓
060	12	X線撮影と睡眠	夫馬吉啓
066	13	気道（上気道）と睡眠	夫馬吉啓
070	14	有病者歯科と睡眠	佐々生康宏
074	15	鼻疾患と睡眠	藤巻弘太郎
078	16	高齢者歯科と睡眠	佐々生康宏

Chapter 2
身体と睡眠

084	01	栄養と睡眠	藤巻弘太郎
090	02	メンタルと睡眠	藤巻弘太郎

Chapter 3
スタッフと睡眠

096	01	姿勢と睡眠	藤巻弘太郎
098	02	寝具と睡眠	藤巻弘太郎
102	03	環境と睡眠	藤巻弘太郎
106	04	入浴と睡眠	藤巻弘太郎
108	05	ストレッチと睡眠	藤巻弘太郎
110	06	スタッフと睡眠	藤巻弘太郎

Chapter 4
歯科医院で睡眠歯科を導入しよう

116	01	歯科医院での睡眠歯科	藤巻弘太郎
124	02	チェアーサイドでの睡眠歯科	藤巻弘太郎
132	03	チェアーサイドでのブラキシズム診療	藤巻弘太郎
142	04	チェアーサイドでの睡眠時無呼吸	佐々生康宏
150	05	医療連携での睡眠歯科	夫馬吉啓

Chapter 5
睡眠にまつわるQ&A

158		睡眠Q&A	藤巻弘太郎　佐々生康宏　夫馬吉啓

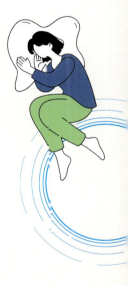

デザイン：金子俊樹

\登場人物/

先生

 K.FUJIMAKI
Dr. 藤巻

 Y.SASAO
Dr. 佐々生

 Y.FUMA
Dr. 夫馬

スタッフ

患者さん

 読者の先生方に向けて
著者からの動画メッセージをご覧いただけます。

歯科と睡眠

Chapter 1

Chapter 1　01　歯科医院と睡眠

歯科と睡眠　K.FUJIMAKI

こんにちは！　最近、お口含めて、体調どうですか？

歯ブラシは頑張ってはいるつもりですけど、どうですかね？

う〜ん……悪くはないけど、よくもないですかね……

そうですか。どんなところが悪いですか？

歯石はたいしたことないのですが、歯肉炎とか、あと舌の状態があまりいいとは言えないかな……

なんかそれ問題あるんですか？

もしかしたら体調崩したりしているのかな？と思いましてね……

天候が不順なせいですかね？最近よく眠れないんですよ

やはりそうでしたか！実はお口から睡眠のことがよくわかるんです！

身近だけど知られていない睡眠の世界

　平均寿命と健康寿命がどちらもが右肩上がり（**図1**）[1]となり、なかなかその差が縮まらない昨今、口腔内からのアプローチは健康寿命の延伸（**図2**）[2]においてさらなる注目を浴びている。

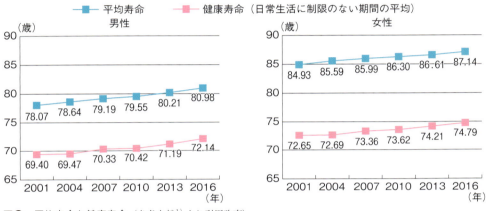

図❶　平均寿命と健康寿命（参考文献[1]より引用改変）

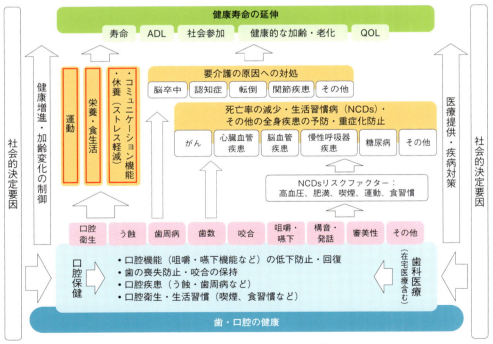

図❷　歯科医療・口腔保健と健康寿命の概念的パスウェイ（参考文献[2]より引用改変）

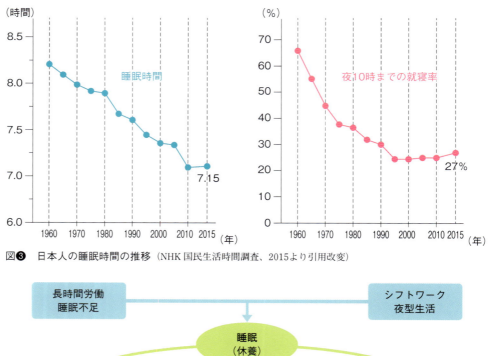

図❸ 日本人の睡眠時間の推移（NHK国民生活時間調査、2015より引用改変）

図❹ 睡眠が不足すると全身にさまざまな影響が出る

　そんななか、いま睡眠が注目されている。

　誰もが1日のうちに数時間をかけている睡眠について、かつて日本人は時間の無駄遣いのようにみなし、「削れるところは睡眠時間」と軽視する傾向にあった。

　技術の進歩につれ生活様式が大きく変わり、またその生活様式自体が多様性を極めている現代社会において、日本人の睡眠時間は減少の一途を辿っている。以前は8時間あったとされる睡眠時間も、7時間を切る状況（図3）となった。睡眠習慣の乱れは、睡眠障害へと悪化し、その結果、睡眠の乱れに起因（図4）する事故や疾病が増えている。

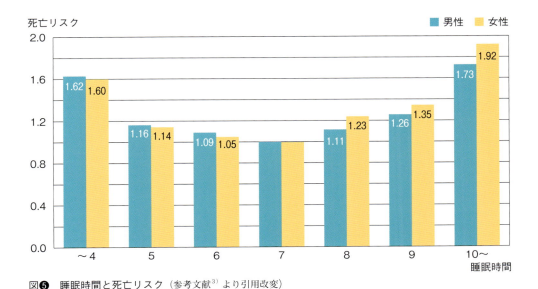

図❺ 睡眠時間と死亡リスク（参考文献3) より引用改変）

　睡眠時間は長くても短くても、死亡リスクが上昇する（**図5**）[3]。そのため、睡眠時間が長ければよいというわけでもないが、日本では約15兆円の損失が睡眠不足に起因していると推計[4]されており、その被害は勤労者の年齢層にとどまらず、乳幼児から高齢者にまで及んでいる。
　ところが、近年では健康や健康寿命といったことに意識が向き、このストレス社会において、そもそも睡眠とは何か、睡眠の役割とは何か、どうすればうまく眠れるのか、どうすれば睡眠の質を上げられるのか、といったことに大きな関心が寄せられるようになった。
　さらにはコロナ禍以降、いわゆるお家時間の増加とともに、睡眠への関心度合いは高まり、歯科領域での需要や役割も見直されている。歯科領域では、潜在的な睡眠障害患者を検診や健診などのタイミングで、問診や質問票に加えて歯科領域の臨床症状から見つけ出し、必要に応じて医科歯科連携のもと診療や治療、定期的な観察を行うことで、睡眠に問題がある患者に対応できる。

◆歯科領域での睡眠とは？

　以前から歯科領域でも睡眠に対応しているのはご存じだろう。
　その代表的なものは、睡眠時ブラキシズム（Sleep Bruxism：SB）と睡眠時無呼吸（Sleep Apnea：SA）である。ちなみに睡眠時無呼吸症候群（Sleep Apnea Syndrome：SAS）というのは、睡眠医療の世界では、実はもうすでに古い言い方であることを知っておいてほしい。
　SBは、睡眠中に無意識に歯を強く噛みしめたり、歯ぎしりをすることを指す。この状

表❶　睡眠時無呼吸の３つのタイプ

閉塞性睡眠時無呼吸 (Obstructive Sleep Apnea, OSA)	最も一般的なタイプで、気道が物理的に閉塞されることによって発生する
中枢性睡眠時無呼吸 (Central Sleep Apnea, CSA)	脳が適切に呼吸を制御できなくなることによって発生する
混合性睡眠時無呼吸 (Complex Sleep Apnea Syndrome)	OSA と CSA の両方の要素をもつタイプ

態は、おもに浅い睡眠段階（ノンレム睡眠のステージ１および２）で発生し、歯や顎関節、またはその周囲の組織や筋肉に負担をかけるため、さまざまな口腔の問題を引き起こす。SB の対処方法は複数あるが、保険診療ではスプリントやナイトガードといった口腔内装置での対応が一般的である。

詳細は P.132参照 ●

　SA は、睡眠中に呼吸が何度も一時的に停止する状態を指す。これにより、質の高い睡眠が得られず、日中の眠気やその他の健康問題を引き起こすだけでなく、命の危険性もある。SA にはおもに**表1**に示す３種類があるが、歯科領域では OSA に対する治療が主となる。

詳細は P.52参照 ●

　他にも、いびきの治療を求めて来院されるケースも増えている。大学病院などでは、いびき外来を開設しているため、一般の歯科医院にもその必要性が迫られている。

　とくに SA は歯科医師国家試験にも出題される状況となっているが、2024年時点では日本の歯科大学に睡眠歯科の専門講座は存在しておらず、兼任講座の先生方が学生教育を行っている。

◆まずは"知る"ことが大事な睡眠の世界

　睡眠を掘り下げていくと、歯科領域の各分野と密接な関係がある。それに関してはChapter2以降で解説するが、そもそも大事なことは睡眠を知ることから始まると思う。

　そもそもヒトはなぜ眠るのだろうか？　ヒトは体内時計（生物時計の作用）で「夜になると眠るようにプログラムされている」と考えられている。さらには「疲れたから眠る」といった消極的で受動的な生理機能だけではなく、睡眠の役割はもっと積極的かつ能動的であり、「起きた後にしっかりと活動するため」に脳神経回路の再構築やメインテナンスを果たしていると考えられている。

　約1,000億個もの「ニューロン」と呼ばれる神経細胞で構成されている脳の重さは、体重の約２〜３％である。しかし高機能の脳は、大量のエネルギーを必要としている。脳は身体各所からの情報を集中的に処理し、信号を出して全身を制御するため、わずかな重さだが、安静時でも全身に必要なエネルギーの18％も消費する。脳はエネルギー消費が膨大なだけでなく、非常に繊細で脆弱な臓器なため、約16時間にわたって連続稼働す

01 歯科医院と睡眠

表❷　国内の睡眠関連学会

学会名	略称	HP アドレス	QR
日本睡眠学会	JSSR	https://jssr.jp/	
日本睡眠歯科学会	JADSM	https://jadsm.jp/	
日本臨床睡眠医学会	ISMSJ	http://www.ismsj.org/	
日本睡眠環境学会	JSSE	https://www.sse-japan.com/	
日本時間生物学会	JSC	https://chronobiology.jp/	

ると、酒気帯び運転状態と同じくらい機能低下するといわれている。つまり、その機能低下を防いで、回復させるためには、脳をしっかりと休ませる必要がある。その休ませる行為が睡眠なのだ。

　ちなみに、50歳または60歳の時点で睡眠時間が6時間以下の人は認知症になるリスクが高く、とくに中高年期（50〜70歳）の時点で睡眠時間がつねに短い人は、心血管代謝疾患や認知症のリスク因子として知られているメンタルヘルス上の問題の有無とは無関係に、認知症リスクが30％高かったと報告[5]されている。

◆睡眠に関連する学会を知ろう（表2）

　その睡眠のために歯科領域として学ぶべきことはたくさんある。時として歯科領域に留まらず、幅広い学びも必要とされる。しかし、それらはすべて患者のみならず、自分のため、スタッフのため、そして自分の大切な人たちのためにもなるので、ぜひこの機会を活かして睡眠について学びを深めていただきたい。

【参考文献】
1）厚生労働省：令和2年版 厚生労働白書．(https://www.mhlw.go.jp/wp/hakusyo/kousei/19/dl/all.pdf)
2）Fukai K: Future directions for research on the contributions of dental and oral health to a healthy aging society. Health Science Health Care, 13: 39-42, 2013.
3）Tamakoshi Ohno: Self-Reported Sleep Dureation as a Pedirector of All-Cause Mortality: Results from the JACC Study, Japan. Sleep, 27 (1): 51-54, 2004.
4）Hafner M, et al: Why sleep matters − the economic costs of insufficient sleep. A cross-country comparative analysis. RAND, 2016: 7-13.
5）Séverine Sabia, Aurore Fayosse, Julien Dumurgier, Vincent T. van Hees, Claire Paquet, Andrew Sommerlad, Mika Kivimäki, Aline Dugravot & Archana Singh-Manoux: Association of sleep curation in middle and old age with incidence of dementia. Nature Communications. 12(2289), 2021.

Chapter 1 歯科と睡眠

02 一般歯科と睡眠

K.FUJIMAKI

1年ぶりの健診のようですが、最近、お口の状況はいかがですか？

そうですね。とくに痛いところや血が出るところもないと思います

では、メインテナンスはしっかりできている感じですかね？

そうですね……自分ではできていると思っていますが……

十分です。では他はとくに問題ないですか？

強いて言えば、朝のうがいでたまに歯がしみることがあるくらいですかね

それはたまに……ですか？アイスとかはどうです？

アイスとかよりは、朝のうがいですかね……

寝ているときに何か起きているのかも？

健診のタイミングで！

　歯科健診は、口腔の健康を維持したり、早期に問題を発見して治療するために重要である。その際に是非とも注目してほしいことがある。一般的な内容でも、実は睡眠に関連することが多く潜んでいる。

　「咬んだら痛いんです」と言われた際に、う蝕や歯周病を疑うだけでなく、「咬合痛の原因はもしかしたら睡眠時ブラキシズム(SB)なのではないか？」と思えるだろうか。また「患者がチェアーでいびきをかいている」場面では、「そういえば以前より少し太ったようだ。もしかしたら睡眠時無呼吸だろうか？」などと疑念を抱けるだろうか。

◆全身の変化を見逃さない

　健診時はまず来院時にその患者の姿勢や歩き方などを観察しよう。「姿勢や歩き方に大きな変化はないか？」「フレイルなどが疑われる変化はないか？」などに注視したい。

　次に視線や話し方に注目しよう。初診では緊張感などもあり難しいが、話すときの視線は、その患者の心理状態を表していることがある。そのため、「以前と話し方が違うかな？」と思われれば、その患者にとっての大きな変化がある可能性は否定できない。

　また、近況をうかがう際は、生活の変化やストレスが溜まることがなかったかなどは必聴項目にしたほうがよい。ストレスの原因は人によって異なるが、一般的に表1のような要因が挙げられる。ストレスは複合的な要因が絡み合って生じることが多く、人それぞれのストレス源を認識することが大切である。

◆口腔内を診る

　健診の際には、口腔内の異常や変化に注視したい。口腔内写真撮影や歯周ポケット検査（P検）は必ず行う項目である。以前と比較して歯周ポケットが急激に深くなっているときは、歯周病だけでなく、SBや全身疾患についても考慮したい。また、問診で口腔乾燥や口内炎の有無、易出血などの頻度が高いという状況であれば、一般的な歯科診療だけでなく、全身疾患を含めた歯科以外についても考慮すべきである。

- 口腔内写真（図1）：歯石や咬耗および摩耗、頬粘膜や舌側面の圧痕、骨隆起（外骨症）などに注目してみよう。以前撮影した口腔内写真と比較して、前述の項目が顕著に表れているとき、とくにいつもより歯石が多い場合は要注意である。それは、ブラッシングができていない理由を掘り下げなければならないからだ。たとえば、粘液性唾液の増加は緊張や自律神経の問題が絡むことがある。そのため、いびきや口呼吸、睡眠が浅かったり、睡眠不足なども考えられる。

　咬合面や歯冠の確認では、咬み合わせだけでなく、クラックやアブフラクションなども注目のポイントである。 ·············•詳細は P.132参照

　また、歯列弓と舌の大きさの関係や、ミラーの曇り具合、口唇の乾燥状態などから、口呼吸かどうかも推測しておく必要がある。

表❶ 一般的なストレスとその原因

仕事関連の ストレス	過労	長時間労働や休日出勤が続くと、心身に負担がかかる
	職場の人間関係	上司や同僚との関係が悪化するとストレスが増す
	業務のプレッシャー	高い目標や納期に追われることで、精神的な圧力が強まる
家庭や 個人の生活	経済的な問題	金銭的な不安は強いストレスの原因になる
	家族関係	家族内のトラブルや介護の負担などがストレスを引き起こす
	育児の悩み	子育てに関するプレッシャーや孤立感がストレスの要因になる
	環境の変化	進学や就職、転職など慣れない環境変化はストレスの原因になる
健康に関連する 問題	病気や怪我	自身や家族の健康問題がストレスを引き起こす
	睡眠不足	十分な休息が取れないことで、心身の調子が崩れる
	不健康な生活習慣	運動不足や不規則な食生活もストレスを増大させる
環境的な要因	騒音や混雑	騒がしい環境や人混みの多い場所にいると、無意識にストレスが溜まる
	住環境の問題	住まいの快適さが損なわれていると、リラックスできずストレスになる
	気候変動	季節の変わり目や極端な天候も影響を与えることがある
心理的・ 感情的な要因	自己評価の低さ	自己肯定感が低いと、些細なことでもストレスを感じやすくなる
	感情の抑圧	感情を押し殺すことが、長期的にストレスを引き起こす
	トラウマ	過去の経験や記憶が、現在のストレスの要因となることがある
社会的な要因	社会の不安定さ	経済不安や政治的な混乱が、個人の生活に影響を与える
	社会的期待	社会的な期待や圧力に対して応えられないと感じることがストレスの原因になる

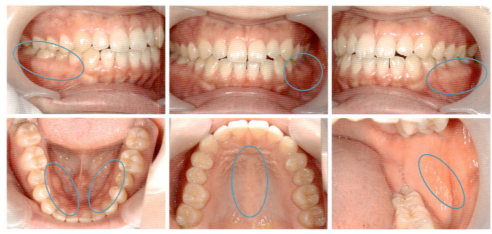

図❶ 健診時に注目すべき口腔内のポイント

- X線撮影（図2）：パノラマX線写真では、顎関節、顎骨の水平的もしくは垂直的な骨吸収、上顎洞などに注意して観察してほしい。骨の変化はもちろん、顎関節の空隙の左右差、上顎洞の陰影像などは、睡眠において注視すべき点である。

詳細はP.60参照

◆触診のすすめ

　口腔内の視診後は、触診も行おう。頬粘膜や咬筋、側頭筋、頸部周囲の筋肉など、

02 一般歯科と睡眠

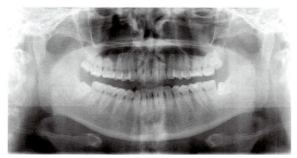

図❷　健診時におけるパノラマX線写真の一例

咬む筋肉

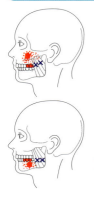

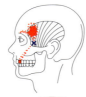

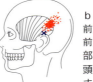

a：咬筋。咬筋上部の痛みは、上の奥歯や上顎に、下部の痛みは、下の奥歯や下顎に関連痛を起こしやすい

b：側頭筋。側頭筋の前方部の痛みは、上の前歯や目の周り、後方部の痛みは上の奥歯や頭に関連痛を起こしやすい

首と肩の筋肉

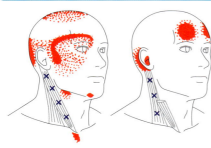

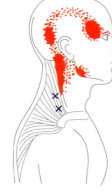

c：胸鎖乳突筋。横を向くときに使う筋肉。右を向くときには左の筋肉を使い、左を向くときは右の筋肉を使う。目の周り、おでこ、後頭部に関連痛を起こしやすい

d：僧帽筋。長時間のパソコンなどで凝りやすい、いわゆる肩凝りの筋肉。首や頭頸などさまざまなところに関連痛を引き起こす

図❸　睡眠時に関係する筋肉がもたらす関連痛（Janet G Travell, David G Simons, 他：トリガーポイント・マニュアル：筋膜痛と機能障害. 第1巻（頭頸部編）, エンタプライズ, 1994. より引用改変）

　睡眠時に関係する筋肉は多い（図3）。張りや凝りに左右差がある場合、咬み癖（片側咬み）や就寝時の癖、立ち姿勢やカバンの持ち方など、習癖や偏りが推測されるので、改善でき得る状況であれば注意を促していきたい。

　このように睡眠に関連することは多いので、多くのポイントを観察してみよう！

017

Chapter 1 — 03 矯正歯科と睡眠

歯科と睡眠

この子のいびきが気になるんです

 睡眠検査はされましたか?

はい、睡眠クリニックで
睡眠検査を受けたら
睡眠時無呼吸症と診断されました

 そうですか。
扁桃腺やアデノイドはどうですか?

調べてもらったんですが、
異常はありませんでした

 他に問題はありませんか?

アレルギー性鼻炎があります。
でも、アレルギーの薬をもらっていますが、
よくならなくて……
何か方法はありませんか?

 そうですね……

矯正治療でいびきや OSA を防ぐ

　矯正歯科は睡眠医療にとって期待されている分野である。成人閉塞性睡眠時無呼吸（OSA）患者や、遺伝子疾患によって OSA となっている患者にとっては外科的矯正治療を考慮するが、本項は一般歯科にとって身近な非外科の矯正治療について述べる。睡眠疾患、とりわけ OSA における矯正歯科の役割はおもに3つある。

① 頭蓋顔面の骨格診断
② OSA のスクリーニング
③ 頭蓋顔面の異常な成長発達の予防

　欧米と比較して肥満の少ないアジアでも同等の OSA 有病率があるといわれており、その理由には非肥満型 OSA の多さが関係している。非肥満型 OSA は頭蓋顔面の劣成長が関連している可能性が高いといわれており、骨格的問題による OSA が多いアジアにおいてその重要性は高い。

　①はセファログラムや CT などにより矯正歯科学的な計測を応用し、骨格的な劣成長があるかを評価する。　　　　　　　　　　　　　　　　　　　　　　　● 詳細は P.60参照

　②のスクリーニングの役割については近年世界的に唱えられており、とくに小児においてその役割は大きい。自覚症状があったり保護者が認識している場合は治療を進めやすいが、無自覚で保護者も疾患だと気づいていない場合が多く、無治療も少なくない。とくに矯正治療を希望する小児の多くは顎顔面劣成長が認められ、劣成長の結果として歯列不正やいびきをかくことが多い。OSA の症状と徴候を**表1**に示す。

　OSA の子どものほとんどがいびきをかくといわれており、問診でいびきについて尋ねることは非特異的ではあるが、迅速かつ簡単なスクリーニングとして有効であるといわれている[1]。「小児歯科と睡眠」でも述べるが、当院では「OSA18」という問診票（**図1**）を用いて関連症状を把握しているので参考にしてほしい。　　　　　　　　　● 詳細は P.28参照

　③頭蓋顔面の異常な成長発達の予防についても、近年活発な議論が行われている。不正咬合は顎骨が劣成長になった結果であり、劣成長であるがゆえに上気道の気流が不安

表❶　OSA の症状と徴候

症状	身体診察
・頻繁ないびき（3晩以上／週） ・睡眠中の呼吸が苦しい喘鳴 ・鼻をすするような音 ・観察される無呼吸のエピソード ・睡眠時遺尿症（とくに続発性遺尿症） ・座ったまま、または首を下げたまま眠る ・起床時の頭痛 ・昼間の眠気や注意欠陥／多動性障害／学習問題	・低体重または過体重 ・扁桃肥大／アデノイド増殖 ・アデノイド様顔貌 ・成長不良 ・高血圧

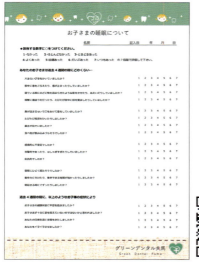

図❶ 当院で用いているOSA18の問診票

定となり、いびきやOSAが発症する。いびきやOSAを予防するために、顎骨が劣成長に至った原因に目を向けなければならない。その原因とは、口呼吸やお口ポカンなどの口唇閉鎖不全症、乳児様嚥下など口腔周囲の異常習癖、姿勢の悪さなどが挙げられるが、その上流には花粉症などのアレルギー疾患や舌小帯、哺乳瓶育児の問題など、根本的な原因が潜んでいる。

正常な成長と発達からの逸脱を避けるためには、鼻呼吸などを再確立する予防的措置が必要であり、上気道の改善と安定性は小児OSA患者への長期的課題である[2]。

◆小児OSAにおける矯正歯科

小児OSAの治療方法から、矯正歯科について考えていきたい。手術適応のアデノイド増殖や扁桃肥大によるOSAがあればアデノイド切除・口蓋扁桃摘出術が第1選択となるが、手術適応でない場合や保護者が手術を希望しない場合、さらに手術をしても術後にOSAが再発してしまう患児も存在する。手術適応でない場合、アレルギー性鼻炎などで鼻閉を伴うことによるOSA発症の可能性があり、医科での抗炎症治療が適応となる。その際、頭蓋顔面の成長発達にまで影響がある場合は、それだけでは症状改善には至らない可能性が高い。その場合、矯正治療や筋機能療法による治療が期待されている。その理解を深めるためにクリスチャン・ギルミノー先生が提唱された筋骨格系の仮説を示す（図2）[3]。

初期症状として、上気道の炎症などでアデノイド増殖や口蓋扁桃肥大などによって発症した上気道抵抗が、顎顔面形態を小顎症や歯列狭窄といった異常な成長方向に変化させてしまう。さらに、その形態的問題が口呼吸を慢性化させることで炎症を増悪させ、悪循環を引き起こしてしまうのだ。この仮説から、この悪い循環を断つには、形態的問題への

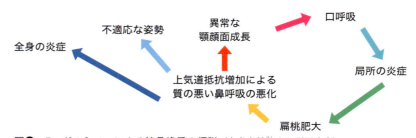

図❷ Dr.ギルミノーによる筋骨格系の仮説（参考文献[3]より引用改変）

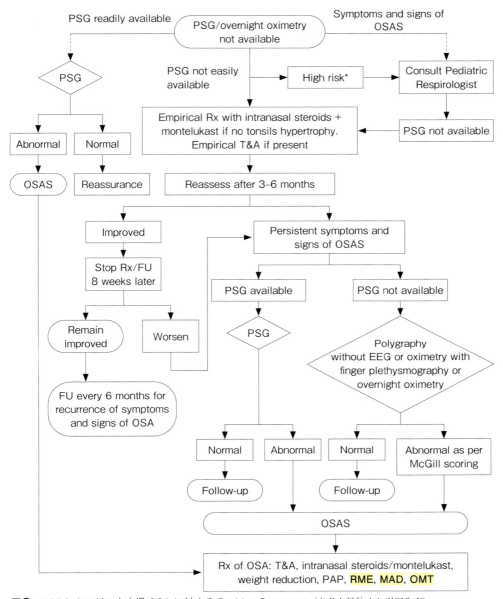

図❸ APPSのアジア人小児OSAに対するPosition Statement（参考文献[4]より引用改変）

アプローチとしての矯正治療と、機能的問題へのアプローチとしての筋機能療法が重要な役割を担っていると考えられる。では、現在の小児OSA治療のアルゴリズムはどうなっているのか。2017年にアジア小児呼吸器学会（APPS）が発表したPosition Statement（図3）を紹介する[4]。ここに示されているとおり、急速上顎拡大装置（RME）や下顎前方誘導装置（MAD）といった口腔内装置やOMTといった筋機能療法は、すでにOSAの治療法として医科からも認知されている。

◆矯正治療による改善効果

　OSAに対する矯正治療の有効性については多くの報告がなされており、文献レビュー

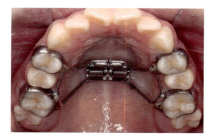
図❹ 急速上顎拡大装置（RME）

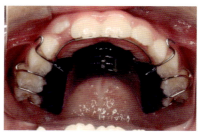
図❺ 上顎拡大床装置（Biobloc Type1）

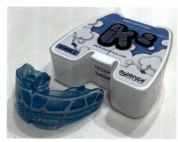
図❻ 既製機能矯正装置（Myobrace®の1種、K2）

において急速上顎拡大装置RME（**図4**）や上顎拡大床装置（**図5**）、既製機能矯正装置（**図6**）などの機能的矯正器具を使用したすべての研究で無呼吸低呼吸指数（AHI）の改善と上気道の拡大が認められ、短期的に呼吸機能が改善したとの報告がある[5]。筆者も、近隣の医科と連携してOSA患児の治療にあたっており、当院ではおもに上顎拡大床装置と既製機能矯正装置を用いながら、筋機能療法を併用した取り組みをしている。

筆者が経験したアデノイド・口蓋扁桃手術不適応である、初診時8歳のOSA患児の治療開始前から治療終了1年後までの睡眠検査結果の推移を**図7**に示す。AHIの残存はあるものの、保護者からの聞き取りでは2024年現在においても口唇を閉じて就寝できており、いびきや無呼吸は認めておらず、その治療効果は維持されている（Column参照）。

上顎拡大装置についてはこのほかに近年用いられるようになったMARPE（Mini screw Assisted Rapid Palatal Expansion：**図8**）があり、OSA治療において良好な治療効果を認めたとする論文が散見される[6]。

しかし、どの装置の研究においてもエビデンスの質的には成熟前といわれており、OSA治療として矯正治療が確立されるにはもう少し時間が必要と思われる。矯正治療は小児のいびきやOSAの管理に効果があると思われるが、歯科単独で効果が期待できるとは考えないほうがよく、医科と連携したうえでこの治療効果が発揮されると考えるべきである。なぜなら、鍵となる上顎骨の成長発育において、左右上顎体の中央部に位置するのは鼻腔であり、その下部に歯が並ぶ歯槽突起が存在する（「X線撮影と睡眠」で紹介）。隣接する両構造が影響し合うのは明白であり、鼻腔通気不全になっていれば上顎骨の成長のポテンシャルは鼻腔の陰圧により最大限に発揮できない。その状態で矯正治療を行っても、治療が順調に進まなかったり、後戻りする可能性が高い。したがって、==小児OSA治療は、医科と歯科の両輪==で進めなくてはならないのだ。

詳細はP.60参照●

今後、診療ガイドラインを確立するためにも、より大きなサンプルサイズ、バイアスや除外基準の熟考など、今後さらなる質の高い研究が必要である[7]。日本睡眠歯科学会の初代理事長である菊池 哲先生も論文のなかで次のように述べており、われわれも肝に銘

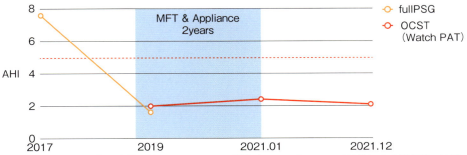

図❼ 矯正治療と筋機能療法前後におけるAHIの推移（OCSTはWatch PAT®による推定値pAHI）
※検査施設外睡眠検査

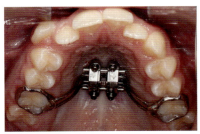

図❽ MARPE(Mini screw Assisted Rapid Palatal Expansion)

じて日々の診療や研究を行わなければならない[8]。

「今後私たちはさらなる研究を続け、OSAを起こしづらい顎顔面形態を子どもたちに与えられるようにしていかなくてはならない。それは治療のたびに口のなかを覗く耳鼻咽喉科医そして歯科医の大きな責任ではないかと思う。」

Column

今回紹介した当院で小児矯正治療を行ったOSA患児の保護者への術後3年経過時のアンケートを紹介する（原文ママ）。

- 当院に初診で来院するまでの経緯を教えてください

4歳をすぎたころからいびきをかくようになり無呼吸に気づきました。インターネットで子どもの無呼吸の治療が行える病院を探し、終夜ポリソムノグラフィー検査を受けました。睡眠時無呼吸症候群と診断を受けたものの3〜6歳でアデノイド・扁桃は大きくなり、その後退縮するため経過観察とのことで治療には結びつきませんでした。症状が変わらないまま7歳となり、耳鼻科の内視鏡検査にてアデノイド・扁桃の手術適応はないと判断され経過観察が続きました。インターネットでマイオブレイスにおいて顎の成長や舌の正しい位置、鼻呼吸を身につけることができると知り、8歳で貴院を受診しました。

- 当院にかかられてからの症状などの変化はどうでしたか？

いびきはほとんど気にならなくなりました。また、子どもの睡眠を専門とする小児科を紹介いただき、ハウスダスト・スギ花粉に対する舌下免疫療法を開始し鼻炎症状が軽減しました。

- 術後3年が経ちました。今の症状はいかがですか？　感想を教えてください

いびきはみられていません。日中、口を開けていることはなく鼻呼吸が行えていると思います。診断は受けたものの経過観察としか説明を受けることができず、不安が募っていましたが、貴院で治療が行えるとわかり希望がもてました。

- ご本人の感想も教えてください

いびきをかいていたことや無呼吸の自覚はありません。口は閉じているし、舌はつねにスポットにあたっており治療終了後も効果が継続していると感じています。

【参考文献】
1) Carole L Marcus, et al: Diagnosis and Management of Childhood Obstructive Sleep Apnea Syndrome. Pediatrics, 130(3): 714-755, 2012.
2) D F Barbosa, L F Bara, M C Michel, et al: Rapid maxillary expansion in pediatric patients with obstructive sleep apnea: an umbrella review. Brazilian Journal of Otorhinolaryngology 89: 494-502, 2023.
3) Christian Guilleminault, et al: The nocturnal-polysomnogram and "non-hypoxic sleep-disordered-breathing" in children.; Sleep Medicine, 60: 31-44, 2019.
4) Ng DK-K, et al: The Asian Paediatric Pulmonology Society(APPS) position statement on childhood obstructive sleep apnea syndrome. Pediatr Respirol Crit Care Med, 1(2): 26-38, 2017.
5) R C Bariani, R Bigliazzi, M Cappellette Junior, et al: Effectiveness of functional orthodontic appliances in obstructive sleep apnea treatment in children: literature review. Brazilian Journal of Otorhinolaryngology, 88(2): 263-278, 2022.
6) Brunetto DP, et al: Mini-implant assisted rapid palatal expansion (MARPE) effects on adult obstructive sleep apnea (OSA) and quality of life: a multi-center prospective controlled trial. Prog Orthod, 23(1): 3, 2022.
7) Nelly T Huynh, Eve Desplats, Fernanda R Almeida: Orthodontics treatments for managing obstructive sleep apnea syndrome in children: A systematic review and meta-analysis. Sleep Med Rev, 25: 84-94, 2016.
8) 菊池 哲, 日暮尚樹, 宮崎総一郎：歯科における閉塞性睡眠時無呼吸症候群. 耳展, 50(4)：249-255, 2007.

Chapter 1 — 04 摂食嚥下と睡眠

歯科と睡眠 / Y.SASAO

○○さんの食事介助をしているんですが、最近よくむせるんです。嚥下機能が落ちてきたのでしょうか？

 時間帯によって差がないですか？

朝や昼が多いですね。まだ眠たいのか、ぼーっとしています。

 夜のほうが元気なのですか？

日によりますが、昼間眠っているのに、夜中はギラギラ目が開いていることがあります。

 もしかするとそれは嚥下機能の問題ではないかもしれませんね。

えっ、そうなんですか？

高齢者にみられる睡眠に関連した摂食嚥下障害

　摂食嚥下は、先行期、準備期、口腔期、咽頭期、食道期の5つのステージに分けられる。摂食嚥下障害には、むせ（誤嚥）やのどに詰める（窒息）だけでなく、食べこぼす、口にためる、丸飲みする、食べるペースが速い、食事に時間がかかる、のどがゴロゴロ鳴る、胃の内容物が食道や咽頭に逆流する、などさまざまな症状がある（表1）。

　摂食嚥下障害を引き起こす1つの誘因として、日中眠気や傾眠傾向がある。眠気や傾眠により意識レベルが低下すると、先行期では「食べようとしない、食欲が出ない」（食欲・食物の認知機能の低下）、準備期では「咬まない、十分に食塊形成できない」（口腔運動の低下）、口腔期では「のどの奥まで食塊を送り込めない、口の動きが止まって食塊が口腔内で停滞する」（送り込み機能の低下）、咽頭期では「むせる、のどがゴロゴロ鳴る」（嚥下機能の低下、誤嚥、不顕性誤嚥）、などの摂食嚥下障害が起こりやすくなる（図1）。

　誤嚥は咽頭期に起こるものの、その原因は咽頭期に限らず、先行期、準備期、口腔期に存在する場合が多い[1]。すなわち、先行期の意識レベル低下が直接的に嚥下反射や咳反射遅延を引き起こし、準備期では咀嚼運動の低下により食塊形成不良となり、口腔期の食塊停滞により、結果として誤嚥を来しやすくなる。とくに、歯科的立場からは食塊形成不良が誤嚥を招くことに着目したい（図2）[2〜4]。

　このように日中眠気や傾眠傾向は、嚥下機能自体が健常であっても摂食嚥下障害を引き起こす可能性があることがわかる。

◆**日中眠気や傾眠傾向を来す原因・対処法**

　次に、日中眠気や傾眠傾向を来す原因と対処法について考えたい。睡眠歯科とかかわる要素としては、概日リズム障害による昼夜逆転現象、睡眠薬のもち越し効果などがある。

表❶　代表的な摂食嚥下障害の症状

- むせる
- のどに詰める
- 食べこぼす
- 口にためる
- 丸飲みする
- 偏食がある
- のどがゴロゴロ鳴る
- 食べるペースが速い
- 食事に時間がかかる
- 胃食道逆流

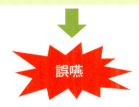

図❶　日中眠気や傾眠傾向は、先行期から咽頭期にいたるまでのあらゆる摂食嚥下障害を引き起こす

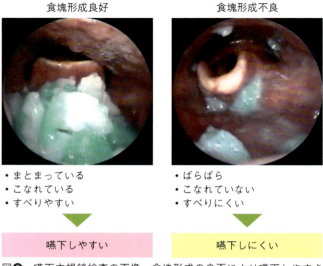

食塊形成良好	食塊形成不良
・まとまっている ・こなれている ・すべりやすい	・ばらばら ・こなれていない ・すべりにくい
嚥下しやすい	嚥下しにくい

図❷　嚥下内視鏡検査の画像。食塊形成の良否により嚥下しやすさが異なる。眠気や傾眠により十分な食塊形成ができなければ誤嚥を招くことにもなりかねない

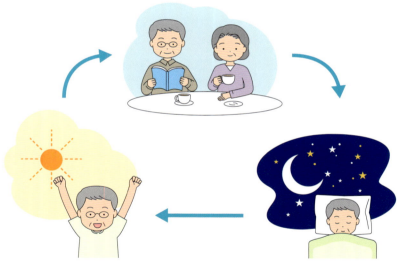

図❸　サーカディアンリズム（概日リズム）。ヒトの体内時計は25時間だが、陽の光を浴びることによりリセットし、生活リズムを整えている

◆概日リズムの影響

　ヒトの体内時計は25時間で1サイクルといわれるが、この地球上で生きていくかぎり24時間で1サイクルに補正しなければならない。ヒトは朝起きて太陽の光を浴びることにより、体内時計をリセットして、1日の生活リズムを整えている（図3）。ヒトが光も何もない部屋に閉じこもった場合、1日1時間ずつ睡眠の周期がズレていき、12日後には昼夜逆転した状態になる。もし、寝たきりで部屋にこもった状態で、雨戸を閉めたままにして陽の

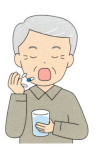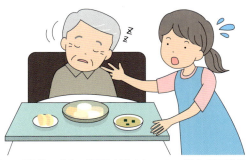

図❹ 睡眠薬と摂食嚥下障害。睡眠薬の残留が傾眠を引き起こし、摂食嚥下機能が低下する

光を浴びずにリズムのない暮らしをしていれば、朝になってもなかなか目覚めてくれない、夜はギラギラ目が冴えている、昼間なのにうとうとしている……などなど、1日のリズムが乱れてしまう。本来起きている時間帯に眠ってしまえば、決まった時間に食事が摂れず、栄養摂取不良に陥ってしまう可能性もある。

とくにアルツハイマー型認知症などの認知症では、睡眠が浅くなり中途覚醒が増え、夜間の不眠とともに昼寝が増えて睡眠と覚醒のリズムが不規則になりやすい。日中にしっかりと覚醒できない(せん妄状態)と、興奮、焦燥、奇声、徘徊などの異常行動が出現することもある[5]。このような場合は、対応策として毎朝カーテンを開けて陽の光を浴びてもらい、入床・覚醒時刻を規則正しく整えること、ときには外出して、生活のリズムを整えることが必要である。どうしても栄養摂取できない場合は、調子のよい時間帯を狙って摂取量を増やすなどの工夫が必要となる。

◆睡眠薬の影響

摂食嚥下と睡眠のかかわりが強いのが睡眠薬の服用である[6]。眠れないからといって長時間作用型の睡眠薬を服用すると、翌朝までもち越し効果が出て朝食が困難となる場合がある(図4)。また、高齢者では相対的に脂肪が増加しており、いったん脂肪に溶けた薬剤が徐放性に血中に放出され、だらだらと半減期が長くなることから「朝食を食べない、朝食がむせやすい」などの症状を引き起こす。

ベンゾジアゼピン系睡眠薬は、血中アルブミンと結合して運ばれて結合しない遊離型が薬効を発揮するが、低アルブミン血症の高齢者では遊離型が増えるため、日中の傾眠傾向を引き起こす。ベンゾジアゼピン系睡眠薬は鎮静・催眠作用に加えて、筋弛緩作用により嚥下関連筋の弛緩による嚥下障害を呈することがある。このようなケースでは、長時間作用型から短時間作用型に変更する、非ベンゾジアゼピン系、メラトニン受容体作動薬、オレキシン受容体拮抗薬などに変更するなど対応していく必要がある[7]。

【参考文献】
1) Feinberg MJ, Ekber O: Videofluoroscopy in elderly patients with aspiration: importance of evaluating both oral and pharyngeal stages of deglutition. Am J Roentgenol, 156(2): 293-296, 1991.
2) 佐々生康宏, 野原幹司, 小谷泰子, 阪井丘芳：内視鏡による食塊形成機能の評価—健常有歯顎者を対象として—. 老年歯科医学会雑誌, 23(1): 42-49, 2008.
3) 深津ひかり, 野原幹司, 佐々生康宏, 尾島麻希, 小谷泰子, 阪井丘芳：内視鏡を用いた嚥下直前の食塊の観察—咀嚼回数が食塊に与える影響. 日本摂食嚥下リハビリテーション学会雑誌, 4(1): 27-32, 2010.
4) Matsuno K, Nohara K, Fukatsu H, Tanaka N, Fujii N, Sasao Y, Sakai T: Videoendoscopic evaluation of food bolus preparation: A comparison between normal adult dentates and older adult dentates. Geriatr Gerontol Int, 17(2): 226-231, 2015.
5) 厚生労働省：高齢者の睡眠. 生活習慣病予防のための健康情報サイト.
6) 野﨑園子：薬剤と嚥下障害. 日本静脈経腸栄養学会雑誌, 31(2): 699-704, 2016.
7) 野原幹司：薬からの摂食嚥下臨床実践メソッド. じほう, 東京, 2020.

Chapter 1　05　小児歯科と睡眠

歯科と睡眠　Y.FUMA

この子の前歯が
大人の歯に生え変わってきたんですが、
歯並びがズレている気がして
……きれいに並ぶか心配です

確かに少しズレていますし、少し出っ歯ですね。
見ていると、この子はずっと口が開いていますが、
普段もこんな感じですか？

そうなんです！　口を閉じなさいと言っても
聞かなくて困っています

扁桃腺が腫れているとか
言われたことはありますか？

あります！　風邪も引きやすくて困っています

いびきをかいたりしますか？

たまに主人かと思うくらいかいています！
鼻詰まりがひどいときとかはとくに。
でも先生、歯並びといびきって
関係あるんですか？

実はですね……

小児の睡眠呼吸障害にどう対応すべきか

　睡眠の分野、とくに閉塞性睡眠時無呼吸（OSA）などの睡眠呼吸障害において、小児歯科の果たす役割は大きい。口腔や頭蓋顔面領域を診察する歯科医師には、小児の睡眠呼吸障害を重症化させないため、いち早くスクリーニングする役割と、将来的に睡眠呼吸障害を発症させないため、小児の頭蓋顔面領域の成長発達を最前線でサポートする役割がある。

　スクリーニングは、来院時の待合室や診療室での観察から始まる。このとき、患児が俗にいう「アデノイド様顔貌」の所見に当てはまっていないかを確認する（図1）。

　たとえば、口をポカンと開いている、目の下にクマがある、頬が平ら、面長、ストレートネック、猫背などがある場合が当てはまる。もともと、アデノイド増殖がある場合の典型的な顔貌所見なわけだが、近年その所見は呼吸障害や頭蓋顔面領域の成長発育の異常を示すことが指摘されている。

　頭蓋顔面領域の成長発育が不十分である場合、上気道も狭窄している可能性が高く、睡眠呼吸障害を疑う必要がある。慢性的な機能障害の結果として歯列不正も認められる場合があることを知ってほしい。

　また、患児の行動所見として、落ちつきがなかったり、極端に内向であったり、保護者の言うことを聞かなかったり、精神発達障害を疑うような所見を認める場合も、問診時に睡眠時の状態について聞き取りをすべきである。なぜなら、睡眠呼吸障害と多動、行動障害、学習障害は関連していることが多数報告されているからである。その事実は、小児OSAの国際的な診断基準にも反映されている。睡眠障害の国際分類である2014年に発刊されたICSD第3版によると、小児OSAの定義は図2のようになる[1]。

◆小児OSAと多動、行動障害、学習障害

　つまり、定義のうえで、多動や行動障害、学習障害は小児OSAの症状として世界

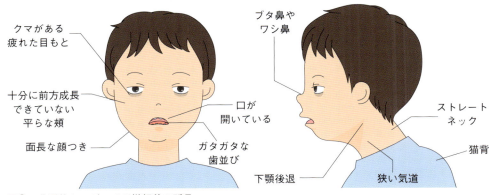

図❶　典型的なアデノイド様顔貌の所見

A and B
A. 以下を一つ以上認める
　①いびき
　②睡眠中の逆説的な呼吸運動もしくは閉塞性呼吸障害
　③眠気、多動、行動障害、学習障害
B. PSG（入院下の睡眠検査）で下記の1つ以上
　・1時間1回以上の呼吸イベント（閉塞性、混合性、低呼吸）
以下に関連して閉塞性低換気（総睡眠時間の25％以上高炭酸ガス血症：
$PaCO_2>50mmHg$）を認める
　・いびき
　・吸気鼻腔圧の flattering
　・胸郭内方への逆説的運動

図❷　国際分類による小児の閉塞性睡眠時無呼吸の定義（参考文献[1]より引用改変）

な共通認識なのである。ただし、多動や行動障害、学習障害があるからといってすべての小児が OSA というわけではない。あくまで合併率が高いだけであり、そのなかには OSA でない小児も存在する。スクリーニングの段階ではあくまでも OSA 候補だけであることを認識しなければならない。

　しかし、逆をいえば多動や行動障害、学習障害として診断を受けた小児が、実は小児 OSA の合併症である可能性があり、OSA に対する治療を行うことで多動や行動障害、学習障害などの症状改善に繋がるかもしれないことも認識すべきである。実際に筆者が診ていた ADHD と診断され内服治療されていた患児が、頭蓋顔面領域の成長不全を医科と連携し改善させたところ、実は ADHD 様症状であっただけで、内服しなくてよくなった例も経験している（当院が実践している治療については P.18「矯正歯科と睡眠」で、医療連携については P.150「医療連携での睡眠歯科」で紹介する）。

◆問診の注意点

　そして、問診で睡眠時の状態について聞き取るとき、いびきや鼻詰まりが疾患であると認識していない保護者が多く存在することを念頭に置かなければならない。なぜかというと、筆者の経験上、いびきや鼻詰まりはよくあることと気にもとめず、また少しは気にしていても歯科の問診でいうことではないと思っている保護者が圧倒的に多いと肌で感じている。したがって、多くの患児の場合、睡眠の状態は医療者側から聞き出さなければならない。

　そのとき、患児本人に対し「鼻詰まって苦しい？　夜寝れない？」と聞いても、大抵は「大丈夫」と答える小児が多いだろう。でも、それは大丈夫ではない。本人の人生経験は短く、生まれてから鼻詰まりでいることが大半である場合、鼻詰まりではないときの記憶が短い患児にとっては、鼻が詰まっている状態が「普通」なのである。

　その対策の一つとして、当院では「OSA18」という問診票を用いて関連症状の把握をしている（図3）。「OSA18」とは、Franco らによって提唱された小児の睡眠障害に対する保護者用アンケート表であり、AHI と相関があるといわれている。坂本らの報告によ

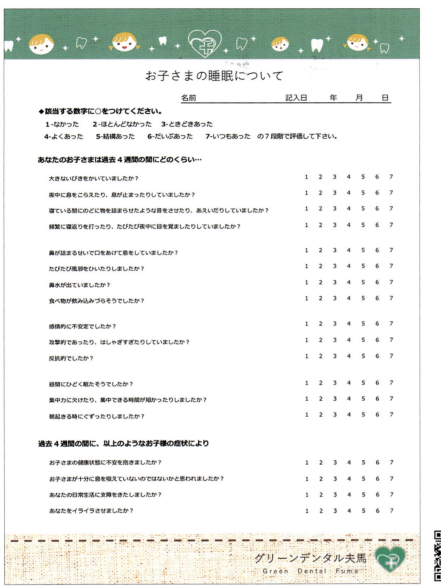

図❸　当院で用いている OSA18 を参考にした問診票

ると、OSA18スコアが50未満の場合は AHI が20未満である可能性が高いことが報告されており[2]、当院では OSA18スコアが50以上の場合、医科への受診を勧めている。しかし、たとえスコアが50以下であったとしても、アデノイド増殖や口蓋扁桃肥大を伴う就寝時のいびきなど、他で OSA を疑う所見を認める場合は、医科への受診を勧めている。

◆口腔内のどこを診るか

　小児の口腔内を診察するとき、歯や歯列不正だけを診るのではなく、口唇や舌、口蓋

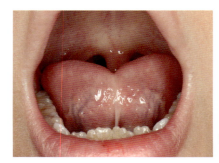

図❹ 舌小帯短縮症（舌挙上時"ハート舌"になったところ）

形態や口蓋扁桃なども合わせて診てほしい。われわれが指示する前から口が開いていれば、それはお口ポカンの癖があるか口唇閉鎖不全症である。上唇小帯も確認すべきだが、これは成長とともに付着位置が変化するので、切除すべきかは機能と形態への影響をよく精査して判断すべきである。

舌については舌小帯短縮症の確認（**図4**）はもちろんだが、近年は舌の可動性が成長発達に影響することが報告されている[3]。口腔機能発達不全症を発症している可能性もあり、舌そのものの動きにも注目してほしい（P.56「MFTと睡眠」で紹介）。

口蓋については、高口蓋だと低位舌や狭窄歯列を伴う割合が高い。舌の正しい位置は口蓋に付着している状態であり、高口蓋だと舌を口蓋に納めるスペースが確保できないため、今後の頭蓋顔面の成長発育のためにも頭蓋顔面の成長誘導を考慮したい（P.18「矯正歯科と睡眠」で紹介）。また、口蓋扁桃肥大の有無についても視診やX線所見などで確認してほしい。

Brodsky分類4度のように両側の口蓋扁桃がくっつくほど肥大している状態なら、呼吸障害の原因となっている可能性があり、摘出手術を検討する必要があるため医科へ紹介すべきである（**図5、6**）。

両側の口蓋扁桃がくっつくほどではなくても、Brodsky分類2～3度のようにあきらかに肥大している場合は、上気道抵抗による呼吸障害や摂食障害、頭蓋顔面の発育不良を併発している可能性がある。口蓋扁桃が肥大する理由として、口呼吸による雑菌の混じった乾燥した外気が直接口蓋扁桃に触れることが原因の一つといわれており、口唇閉鎖不全症が合併している場合は鼻呼吸の指導や口唇閉鎖を促すMFTの実施を検討してほしい。

手術適応なレベルのアデノイド増殖や扁桃肥大によるOSAがあれば、医科での手術が第1選択となるが、手術適応でない場合や保護者が手術を希望しない場合、さらに手術をしても術後再肥大によりOSA症状が再発してしまう患児も存在する。手術適応でない場合、アレルギー性鼻炎などで鼻閉を伴うことによってOSAを発症している可能性があり、医科での抗アレルギー治療、抗炎症治療を必要とする。その際、すでに頭蓋顔面の成長発達にまで影響が出てしまっている場合、それだけでは症状改善には至らないことも多く、

0度	1度	2度	3度	4度
扁桃窩に限局	<25%	>25%<50%	>50%<75%	75%<

図❺ Brodsky 分類

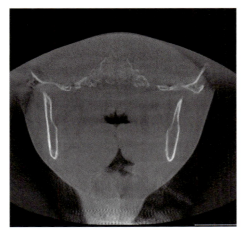

図❻ 手術適応となった Brodsky 分類 4 度の口蓋扁桃肥大（CBCT 冠状断）

矯正治療や筋機能療法の併用治療を検討する必要がある。

　いびきなどの睡眠の問題は一般的に放置されていることが多く、よほど重症化しない限り医科に受診することは少ないのが現状だ。歯科での問診や診察などで、その問題をスクリーニングし早期発見、重症化予防することができれば、小児の健全な成長発達にとって歯科は非常に強い味方として活躍できると筆者は確信している。小児歯科分野において、本書で紹介しているような睡眠や呼吸の知識をベースにして診療している筆者にとって、われわれの役割の大切さを身に染みて感じている。

　ただし、何でもかんでも「いびき＝OSA」、「不正咬合＝呼吸障害」などと決めつけ、保護者や本人を脅すような言葉を並べて矯正治療に結びつけてはいけない。必ず検査と診断を行い、医科と連携し、客観的な資料をもとに治療か否かを判断すべきである。一人でも多くの歯科医療従事者が医科への橋渡し的な役割を果たし、小児における睡眠呼吸障害をスクリーニングする協力者となってくれることを願っている。

【参考文献】
1) 米国睡眠医学会（著），日本睡眠学会診断分類委員会（監訳）：睡眠障害国際分類第3版，ライフサイエンス出版，東京，2018.
2) 阪本宏一，大津昌秀：小児睡眠時無呼吸症候群の手術前後におけるQOL質問紙表（OSA18：日本語版）の有効性と問題点．口咽科，27(2)：191-197，2014．
3) Yuen HM, et al: Reduced tongue mobility: an unrecognized risk factor of childhood obstructive sleep apnea. Sleep, 45(1), 2022.

Chapter 1　06　乳幼児と睡眠

歯科と睡眠

うちの子、まだ生後4ヵ月なんですが、寝ているときにお父さんみたいにいびきをしているんです。大丈夫でしょうか？

 それは気になりますね。毎日ですか？

週に3日くらいはいびきをしている気がします

 そうですか、かかりつけのお医者さんには相談しましたか？

まだです。行ったほうがいいですか？

 一度相談されたほうがいいと思います。ちなみに授乳は母乳でしたか？

はい、いまのところ完全母乳で育てています。授乳といびきって関係あるんですか？

 はい、実はですね……

母乳育児で OSA 予防

　閉塞性睡眠時無呼吸（OSA）を発症しづらい顎顔面形態を子どもたちに与えるには、育児の内容が鍵を握る。そのなかでも重要視されているのは母乳育児である。母乳育児は、いくつかの点で、人工栄養よりもはるかに優れていることが証明されている。粉ミルクと比較した場合の母乳の栄養学的・免疫学的優位性は一般的に知られており、さらに子どもの心理的・論理的・認知的・知的発達への影響、アレルギーや呼吸器疾患の発症率の低下にも関係している[1]。

　加えて母乳育児は口腔と顎の調和のとれた発達を促し、口腔の筋肉の適切な機能獲得をサポートしてくれる。また、舌を正しい姿勢に訓練し、鼻呼吸を調整し、アデノイド増殖や扁桃肥大を予防する効果もあるという。その他、WHO が述べているように、小児期の肥満や過体重を防ぐ効果もある。これらの危険因子を予防することで、母乳育児は小児期の OSA の有病率を低下させる可能性があるといわれている[2]。母乳育児を続けると習慣性いびきと無呼吸のリスクが低下するとの調査報告もあり[3]、母乳育児は小児および成人の OSA の予防にとって重要な因子であると結論づけられる（表1）。

◆幼稚園年長児の健診結果と保護者アンケートからわかること

　しかし、母乳育児をしているから OSA にならないというわけではない。あくまで重要な因子であって、他因子の影響が強い場合、OSA を発症させてしまう可能性もある。また、哺乳瓶育児だから OSA になるというわけでもない。筆者は幼稚園年長児128名の健診結果と保護者のアンケート結果を横断調査したことがあり、そのなかで口蓋形態と母乳・哺乳瓶育児との関係を調査した（図1）[4]。

　結果は母乳育児かそうでないかで口蓋の形態に違いを認める傾向はあるものの有意差はなく、母乳育児でも V 字型の口蓋である児童を認め、哺乳瓶育児でも U 字型の浅い口蓋である児童も認めた。一般的に口蓋形態は母乳育児か否かで形態が異なるといわれ

表❶　哺乳瓶育児と比較した母乳育児に期待される効果

①栄養学的・免疫学的優位
②心理的・論理的・認知的・知的発達における優位
③アレルギーや呼吸器疾患の発症率の低下
④顎顔面の良好な発達
⑤口腔周囲筋の良好な機能獲得
⑥鼻呼吸調整やアデノイド増殖・扁桃肥大の予防
⑦肥満や過体重の予防

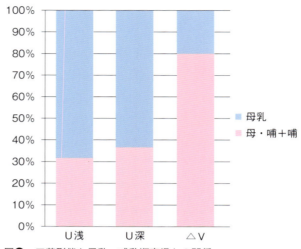

図❶　口蓋形態と母乳・哺乳瓶育児との関係

ているが、他因子の影響を受けて形態変化する可能性が示唆された結果となった。

　他因子とは、アデノイド増殖や口蓋扁桃肥大、鼻疾患などがあったり、舌小帯短縮症があって正しい哺乳動作ができない、卒乳が早い（WHO推奨は2年）、その後の離乳食の食べさせ方や食具の選び方に問題があるなどの場合、完全な母乳育児を受けた児童であっても、顎顔面の良好な発達や口腔周囲筋の良好な機能獲得が不十分になる可能性は否定できない。

　逆に、何らかの理由で哺乳瓶育児となってしまったとしても、哺乳時の姿勢、その後の離乳食の食べさせ方や食具の選び方などに気をつければ、顎顔面の発達や口腔周囲筋の機能獲得はある程度期待できる。

　つまり、哺乳においては母親への正しい知識の普及が乳児の良好な成長発達を達成させる鍵となり、それがOSA発症の予防に繋がる可能性がある。日々の臨床で接触する機会の多い歯科医療従事者が助言できることも多いので、図2を参考に実践してほしい[5]。

　また、いびきの因子であるアデノイド増殖や口蓋扁桃肥大、鼻疾患などが疑われる場合、歯科医院だけで様子をみるのではなく、かかりつけの小児科や耳鼻咽喉科に受診を促したり、紹介したりすることも忘れてはいけない。

詳細はP.28参照

06 乳幼児と睡眠

①授乳の際に、赤ちゃんが直立か半直立の姿勢になっているか確認する。舌を口蓋に押し上げて広く平らな形を保ち、かつ鼻呼吸を促すことが期待できて、中耳炎など耳管の炎症予防も期待できる。

②乳房を唇でしっかり密閉し、乳首が赤ちゃんの口のなかに完全に入っているかを確認する。母親が乳腺炎を発症している場合や、赤ちゃんの体重増加が成長曲線の下限を下回る場合、正しい哺乳ができていない可能性がある。
その場合は助産師やラクテーション・コンサルタントなどに指導を受けるよう促し、それでも難しい場合は舌小帯短縮症などの要因が考えられるため、哺乳障害を持続させないためにも精査する。場合によっては舌小帯切除も検討する。

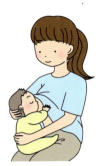
授乳時の姿勢

ラクテーション・コンサルタントとは
母乳育児がうまくいくための支援に必要な技術・知識・心構えをもつヘルスケア提供者のこと

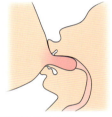
哺乳時の口の形

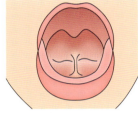
舌小帯短縮症

③哺乳瓶を使用する際、赤ちゃんの顔、口、のどの筋肉が、母乳を飲むときと同じになるような哺乳瓶(ミルクの出る量を調整できる乳首があるもの)を選択するよう勧める。

④哺乳瓶育児がおもな場合、補助として口腔顔面筋を動かすマッサージや体操(唇をはじく「リップポップ」や「いないいないばあ」など、思わず真似したくなるようなもの)、歯がためのおもちゃの使用を勧める。

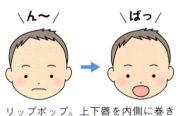
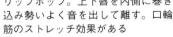
リップポップ。上下唇を内側に巻き込み勢いよく音を出して離す。口輪筋のストレッチ効果がある

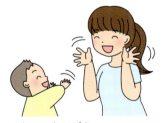
いないいないばあ

⑤授乳は赤ちゃんにとって、栄養補給だけでなく精神的な幸福感を得るときでもある。保護者が授乳中にスマホなどを使用することを控え、赤ちゃんとのアイコンタクトを行いつつ鼻呼吸や口腔顔面筋の動きができているか観察するよう勧める。

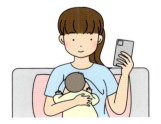

図❷　気道を健康的に成長発達させるための助言例

【参考文献】
1) Pedro Pileggi Vinha, Francisco Veríssimo de Mello-Filho: Evidence of a Preventive Effect of Breastfeeding on Obstructive Sleep Apnea in Children and Adults. Journal of Human Lactation, 33(2): 448-453, 2017.
2) M Storari, F Yanez-Regonesi, et al: Breastfeeding and sleep-disordered breathing in children: systematic review and proposal of underlying interaction models. Eur J Paediatr Dent, 22(4): 309-313, 2021.
3) Bronwyn K Brew, et al: Breastfeeding and Snoring: A Birth Cohort Study. PLOS ONE, 9(1): 2014.
4) 夫馬吉啓：幼児期の生活習慣が口腔機能に与える影響．日本学校歯科医会会誌，131：70-77, 2022.
5) Sharon Moore, 日本小児口腔発達学会(監訳)：眠りで子どもは変わる．クインテッセンス出版，東京，2023.

Chapter 1 / 07 歯科と睡眠

小児と睡眠

お医者さんにアデノイドや口蓋扁桃は
問題ないと言われているんですが、
うちの子よく眠れていないみたいなんです。
夕食前に寝ていることもあって。
夜はいつも一緒に寝ているんですが、
私が後で布団に入ると起きることもよくあって

いびきはどうですか?

鼻が詰まっているときは
いびきをかいているみたいです

どういうときに鼻が詰まっているのですか?

うちの子はダニとハウスダストにアレルギーがあって、
鼻が詰まっていることがよくあります

ちなみにベッド周りには何がありますか?
お母さんが一緒に寝ていらっしゃるそうですが、
照明はどうされてます?

お気に入りのアニメキャラクターのぬいぐるみと
寝るのが好きで、枕まわりにぬいぐるみが
たくさんあります。照明は、私たちが起きているので
ついていることが多いです

なるほど……

子どもに十分な睡眠を与えるために

子どもにとって睡眠が成長発達にとって大切なのはいうまでもない。成長ホルモンは入眠後およそ90分間に起こる深いノンレム睡眠時に最も分泌されることから、質の高い睡眠を十分な時間とることが心身の成長にも必要不可欠である。睡眠障害があった場合に起こる影響として、慢性的な睡眠不足、生活リズムの乱れおよびズレがある。その影響は子どもたちの学校社会生活を著しく阻害させる（表1）。

表❶　子どもにおける睡眠障害に伴う諸症状（参考文献[1]より引用改変）

①著しく疲れやすく、日中に居眠りする
②集中力が低下、意欲低下し、学習ができなくなる
③午前中は元気がなく動けないが、夕方から元気になる
④対人関係でトラブルを起こす（被害意識・イライラ）
⑤事故や怪我をしやすくなり、転びやすくなる
⑥病気になりやすい
⑦学校生活を送れなくなる（不登校・引きこもり）

そして、小さなころからの睡眠障害は、発達障害症状あるいは発達障害そのものの背景になる可能性があり、将来の精神的症状や糖尿病、脳血管障害などの基盤となる可能性も秘めている。逆をいえば、子どものころから早期に睡眠の大切さに気づいて対処していくことで、将来の疾病予防に繋がる可能性があることを知ってほしい。

◆知っておきたい子どもの睡眠時間

気をつけなければならないこととして、まず子どもに必要な睡眠時間は成人が想像しているよりも長いということだ。他国と比較して睡眠時間が短い日本において、保護者自身も睡眠不足な小児期を過ごしていた可能性が高く、意識していないと自分の子どもに対して当たり前に睡眠不足を引き起こす環境を与えかねない。とくに日本においては、それが数字として現れており、慢性的な睡眠不足が当たり前になってしまっている。それは子どもたちの成長発達を考えると好ましくなく、社会問題として取り上げるべきである。年代別の推奨睡眠時間を把握し、不足している場合は生活リズムの改善を考えてほしい（表2）。

表❷　年代別推奨睡眠時間と日本の平均値（参考文献[2]より引用改変）

年齢	米国推奨		日本の平均値
0〜2歳児	0〜3ヵ月 4〜11ヵ月 1〜2歳	14〜17時間 12〜15時間 11〜14時間	夜間睡眠9時間25分 1日合計11時間37分
学童期	3〜5歳 6〜13歳	10〜13時間 9〜11時間	8時間38分
中学生	14〜17歳	8〜10時間	7時間24分
高校生			6時間20分
大学生	7〜9時間		6時間12分
30〜60歳台 （社会人）	7〜9時間		6時間30分から 7時間30分

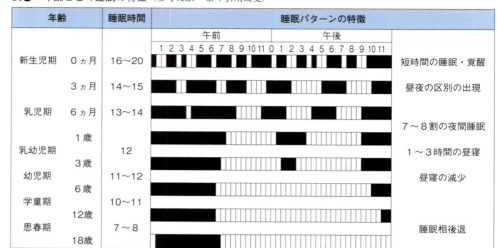

表❸ 年齢ごとの睡眠の特徴（参考文献3)より引用改変)

◆睡眠パターンとは？

　睡眠時間に気を取られ、意外と抜けがちなのが睡眠パターンである。日本の場合、親子で川の字に寝る家庭も少なくない。比較的狭小住宅が多い日本では、間取りの関係で自分だけの寝室がない場合もある。その環境では、子どもは保護者や兄姉の睡眠パターンの影響を直に受けてしまう。たとえば、保護者や兄姉が夜更かしをしていると、就寝後の生活音によって覚醒反応を促してしまい睡眠が浅くなることもあるので、睡眠時間の長い乳幼児のいる家庭などでは、とくに乳幼児の睡眠パターンを乱さないように注意が必要となる。睡眠は成長発達のため、とくに脳を創り育てている神聖な時間であるため、その邪魔をしてはいけない。

　また、睡眠は夜だけではない。昼寝も睡眠パターンの一つである。未就学児は昼寝をするもの、というのも一昔前までは当たり前であったが、現在は年長児などは昼寝をさせないようにするのが一般的である。昼寝をしなくなる小学生の生活習慣に合わせるためで、不必要で過剰な昼寝は、夜間の睡眠時間を短くしてしまう可能性もある。とくに夕方（15時）以降の居眠りは夜間の睡眠に悪影響を及ぼすことが知られている。このように小児期では年齢ごとに睡眠パターンが異なっており、変化させていく必要がある。年齢ごとの睡眠パターンの特徴を表3に示すので参考にしてほしい。

　睡眠のパターンは生活のリズムにも直結する。いわゆるサーカディアンリズム（概日リズム）で、そのリズムを決めるのは起床後に見る朝の光である。起床後はできるだけカーテンを開けて太陽の光を室内に取り込む必要がある。よく「早寝・早起き」というが、生活のリズムが乱れている状態を整えるためには、実は「早起き・早寝」が正しい順番なのだ。朝食をしっかり食べることも生活のリズムを整えるのに大切であるのはいうまでもない。

反対に、就寝直前には逆の注意が必要だ。就寝前の過剰な光の影響によりメラトニンの分泌が抑制され、就寝時刻の遅れや寝つきが悪くなったりすることが考えられている。過剰な光の例として、屋内のLED照明やテレビやスマートフォンなどの画面から発せられる光の影響が挙げられる。子どもは大人よりも光の影響を受けやすいとされるが、その理由は瞳孔が大人に比べて大きく、水晶体の光透過率も大人に比べて高いと考えられているからで、就寝する1時間前からはとくに注意が必要であることを保護者に伝えるべきである。

◆アレルギー性鼻炎の対策

また近年、アレルギー性鼻炎に罹患している小児が増えている。小児の場合、鼻閉によって閉塞性睡眠時無呼吸（OSA）症状が悪化する例も少なくなく、アデノイドや口蓋扁桃に異常が認められなくても鼻閉単体でOSAとなる可能性もあるため注意が必要だ。対策として小児科や耳鼻咽喉科による薬物療法や、歯科で上顎拡大など顎骨の成長促進を行い鼻閉の改善を図ることはもちろんだが、意外と盲点ともいうべき普段の睡眠衛生環境を改善する必要がある。

花粉に反応する小児については、帰宅時に屋内に花粉を持ち込ませないように玄関で洋服をはたいたり、花粉が付着している上着を玄関で管理するとよい。布団をベランダで干すことは花粉が付着するため控え、布団の丸洗いを行うことが望ましい。ダニ・ハウスダストに反応する小児の場合は、生活圏内でカーペットや絨毯の使用はダニ・ハウスダストの温床となるため控えたい。また、床上30cm以下はホコリの停滞ゾーンといわれており、布団で床や畳の上で寝かせることを控え、ベッドで寝かせることが望ましい。ホコリを発生させやすい毛布など毛羽立つものを極力使用しない、ぬいぐるみと一緒に寝かせない（精神的な面からどうしても必要な場合は1体まで）などの配慮も必要だ。

可能であれば寝具関係を低アレルゲン仕様のものに変更したり、就寝する部屋に空気清浄機（イオン発生機能付きが望ましい）を設置するのも効果的である。イヌ・ネコなどのペットに反応し、自宅で飼っている場合は一緒に就寝させないよう強く指導すべきである。最優先すべきは、未来ある子どもたちの健全な成長発達でありたい。

以上より、小児に対する睡眠衛生指導についてまとめるので保護者への説明に活用してほしい。

● QRコードよりPDFをダウンロードしてください

【参考文献】
1）実践臨床　小児睡眠医学；診断と治療社 2015.
2）睡眠検定ハンドブック，全日本病院出版会，2022.
3）未就学児の睡眠指針　厚生労働科学研究費補助金：未就学児の睡眠・情報通信機器使用研究班（編），愛媛大学医学部附属病院睡眠医療センター，2018.

Chapter 1 -08- スポーツ歯科と睡眠

歯科と睡眠　K.FUJIMAKI

最近、調子はどうですか?
今度、大会が近いんでしたっけ?

そうなんです。
海外に挑戦するためには、国内の大会で
結果を出さなければならなくて……

ちゃんと眠れていますか?

そうですね……寝ているとは
思うのですが、
途中で起きちゃうんです……

じゃあ、あまり眠った気がしないですか?

そうですね。
起きても疲れが残っている気がします

それは問題だなぁ……
それじゃあ、集中力が持続しないでしょう?

そうなんですよ……
このままだと大会が心配で……

安心してください。歯科医院でサポートします

歯科医院ができるアスリートのサポート

◆アスリートにとっての睡眠

スポーツと睡眠は密接に関連しており、適切な睡眠はスポーツパフォーマンスや健康に大きな影響を与える[1]。またアスリートにとって、歯の健康は口腔ケアだけでなく、全体の健康とパフォーマンスにも影響を与える重要な要素である。そのため、アスリートには年間を通しての口腔管理と健康管理がポイントになる。

そもそも体力と精神力の消費活動が激しいアスリートは、十分な睡眠を確保し、健康なライフスタイルを維持することが重要である。しかしながら、スポーツ強度が増すアスリートほど、一般人より睡眠に問題を感じている[2] という報告がある。毎日約7時間睡眠のアスリートの場合、睡眠時間を46〜113分（11〜27％）延長することが、将来の睡眠延長プログラムの一般的な推奨事項となる可能性がある[3] ともいわれている。運動する際は、個々の体調や目標に合わせて適切な睡眠をとるよう心がけてもらうだけでなく、医療者側から積極的に介入していく必要がある。スポーツと睡眠に関する重要なポイントとして、①〜⑥を挙げる。

①回復：睡眠は体の回復プロセスに重要である。とくに運動を行った後、筋肉の修復や成長、体のエネルギーの補給が必要であり、十分な睡眠をとることで運動によるストレスから体を回復させることができる。

②パフォーマンスの維持および向上：十分な睡眠をとることは、スポーツパフォーマンスを向上させるために重要である。睡眠不足は反応速度や注意力を低下させ、トレーニングや競技中にミスを引き起こす可能性があるほか、持久力や筋力の向上も妨げる。

③筋力と成長ホルモン：深い睡眠段階、とくにノンレム睡眠（Non-Rapid Eye Movement）中に成長ホルモンが分泌される。このホルモンは筋肉の修復と成長に不可欠であり、アスリートにとって重要である。

④免疫システムのサポート：睡眠不足は免疫システムを弱体化させる可能性があり、感染症や怪我のリスクを高めることがある。十分な睡眠をとることで体の免疫力を維持し、怪我や疾患から守ることができる。

⑤睡眠サイクルの調整：アスリートは、トレーニングや試合のスケジュールに合わせて睡眠サイクルを調整することが重要である。適切な時間に寝て起きることで体内時計を調整し、最適なパフォーマンスを引き出すことができる。

⑥睡眠の質：睡眠の質も重要である。寝室の環境を快適にし、睡眠の妨げとなる要因を排除することが大切。体に負荷がかからないマットレス、適切な温度や湿度、静かな環境などが睡眠の質を向上させる。

◆アスリートと口腔環境

アスリートは熱中症対策や栄養補給のために、スポーツドリンクなどによる水分補給を

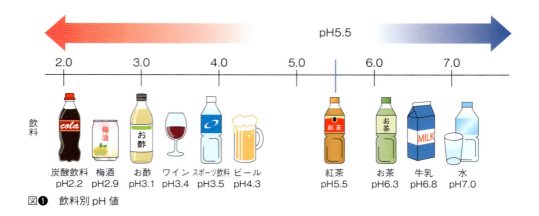

図❶　飲料別 pH 値

頻繁に行う（**図1**）。また、練習中だけでなく試合中もエネルギー補給として、捕食することもしばしばである。そのため、口腔内は酸性環境[4, 5]になりやすく、酸蝕歯になりやすい。とくに試合中などは唾液量の減少がみられ、口腔内も悪条件になりやすい。酸性環境ではブラキシズムなどでより咬耗やクラックの問題が悪化しやすい。

アスリートには咬耗や摩耗、頬粘膜や舌側面の圧痕、上下顎骨の骨隆起（外骨症）など、多くの睡眠時ブラキシズム（SB）に繋がる所見が多い。また、頸部周囲系も発達している場合が多いので、呼吸系疾患には注意が必要である。

◆アスリートと OSA

とくに閉塞性睡眠時無呼吸（OSA）との関係性は重要で、スポーツ時に影響を与えてしまうことが考えられる。

たとえば、睡眠中の酸素供給の低下や睡眠の断続によって、アスリートのパフォーマンスに悪影響を及ぼすことがある。疲れやすくなるほか、持久力が低下し、トレーニングや競技の成績低下だけでなく、怪我のリスクを増加させる可能性がある。また、筋肉の修復や成長に必要な成長ホルモンの分泌も減少することが報告されている。

加えて OSA は肥満と関連があるため、筋肉量を増やすために特別なダイエットやトレーニングを行う体重の管理が必要なアスリートは、OSA によりこれらの努力が妨げられる要因となる可能性がある。

さらにアスリートは高いレベルの集中力や注意力、そして反応速度を必要とすることが多いため、十分な睡眠をとることが重要である。

◆アスリートと睡眠時ブラキシズム（図2）

SB とアスリートとの関係性についても複数の原因が考えられる。

①**ストレス**：結果が求められるアスリートは競技自体のストレスもあれば、大会のストレスにさらされることが多く、これが SB のリスクを増加させる可能性がある。

②**筋緊張**：アスリートは身体的に高いパフォーマンスを発揮するために筋肉を鍛え、トレ

【参考文献】
1) Cheri D. Mah, et al : The Effects of Sleep Extension on the Athletic Performance of CollegiateBasketball Players, SLEEP, 34（7）：943-950, 2011
2) 星川雅子：アスリートの睡眠の改善に向けて．臨床スポーツ医学，34（11）：1154-1161, 2017.
3) The Impact of Sleep Interventions on Athletic Performance: A Systematic Review, 18; 9(1): 58, 2023.
4) Meurman JH, Harkonen M, Naveri H, Kos- kinen J, Torkko H, Rytomaa I, Jarvinen V, Turunen R: Experimental sports drinks with minimal dental erosion effect. Scand J Dent Re, 98: 120-128, 1990.
5) 山本益恵，宮崎結花，三浦一生，長坂信夫：スポーツドリンクの脱灰能に関する研究，小児歯誌，29：86-94, 1991.

ーニングを行うことが多い。また、頭部固定のために頸部筋肉が発達している場合が多い。そのため一部のアスリートでは、筋肉の過剰な緊張がSBを誘発することがある。また、頸部や肩周囲の筋緊張だけでなく、咬筋群にも影響を及ぼす可能性がある。くいしばることによって、咬筋が過度に活発化し、痛みや不快感を引き起こすことがある。これによりアスリートのトレーニングや競技に支障を来す可能性がある。

③**歯への影響**：SBは歯の咬耗や摩耗、クラック、チップ、アブフラクションなど歯に損傷を与える可能性がある。

アスリートのSBに対処する方法には、<u>ストレス管理が必要</u>となる。歯科医院でストレスに対処するためのリラクゼーションテクニックやメンタルトレーニングを取り入れることは難しいかもしれないが、問診等で原因を見出し、医療連携で対処することが重要である。

遠征が多いアスリートにとって、簡易であることと、慣れていることは重要である。近年、マウスガードを使用しているアスリートが増えてきた。そのため、OSAやSBの口腔内装置装着時の離脱者は少ないと感じる。

アスリートは競技において最高のパフォーマンスを発揮するために、全身の健康に気を配る必要がある。筋肉の緊張緩和のために、咬筋や頸部のストレッチやマッサージなどの方法を試すことも1つの手法である。OSAやSBが問題となる場合、歯科医院として適切な対策を講じることが重要である。

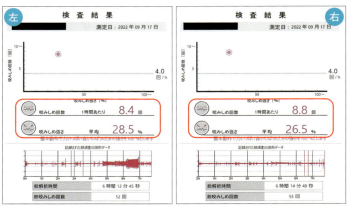

a：左右の差が大きくないパターンのアスリート

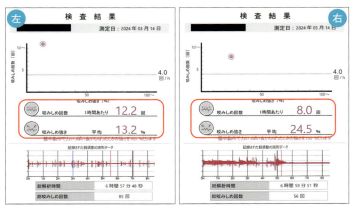

b：回数も強さも差が出ているパターンのアスリート

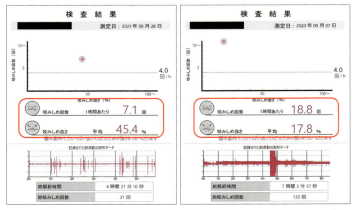

c：回数は少ないが強さが際立つアスリート（左）と、回数も強さも多いパターンのアスリート（右）

図❷　アスリートの特徴的な睡眠時筋電図検査結果。主訴に顎の痛みだけでなく、頭痛や片頭痛が多かったのも特徴的。a～cのようにさまざまなパターンが認められる

Chapter 1 / 09 歯科と睡眠 — ブラキシズムと睡眠

 いままでに検診で、歯ぎしりやくいしばりについて言われたことはありませんか?

 いえ、ないですねぇ……親や友達にも、そういう指摘をされたことないです

 ご友人たちはそうかもですが……

 睡眠アプリでも音は記録されていません

 お口のなかには徴候があるんですけどねぇ。先生、どうですか?

 えぇ??

 朝起きたとき顎の周りが重だるかったり、片頭痛を感じたりしていませんか?

 はい、それはしょっちゅうです……

 ん〜……やはり、歯ぎしりやくいしばりをしている可能性があります。一度、検査してみては?

歯ぎしりやくいしばり＝ブラキシズム

　ブラキシズム（bruxism）には、そもそも起床時ブラキシズム（Awake Bruxism：AB）と睡眠時ブラキシズム（Sleep Bruxism：SB）があり、その定義・分類として昼間の仮眠を含めた睡眠中の次のものが挙げられる。

①グラインディング（grinding）：上下顎歯を擦り合わせて雑音を発生させる歯ぎしり
②クレンチング（clenching）：雑音を発生させない上下顎歯の噛みしめ
③タッピング（tapping）：咀嚼様の空口運動

　ブラキシズムは、①～③を含めた異常機能または周期的、類型的な運動障害をいう（日本学術会議咬合学研究連絡委員会 編「咬合・咀嚼が創る健康」）。

　またブラキシズムは、咀嚼や会話などの機能的活動から外れた生理的でない咬合習慣の一種であるといわれている。

　さて、それぞれ異なる状態で発生する歯ぎしり（grinding）やくいしばり（clenching）であるが、両方とも歯や口腔周囲に問題が生じる可能性がある。

　AB は、おもに覚醒している状態で起こるため、患者は自覚していることがある。原因としては日中の緊張や焦燥感などからの過度なストレスや、集中力の低下などが挙げられる。口腔内所見としては、歯の咬耗や摩耗、歯の実質欠損、骨隆起、舌側面の圧痕などが見られることがある。また、頭痛、顎関節の不快感や痛みなどの症状が発生することもある。

　一方で SB は、AB と同様の症状も診られるが、おもに睡眠中に起こるため、自覚していないことも多い。そして歯ぎしり音によって他人に指摘されることもあるが、くいしばりなどは音が出にくいため、指摘されないことも多く、歯科医師が視診や触診によって診断が下されることがある。

◆睡眠時ブラキシズムの危険性

　SB は「睡眠関連運動障害群」に分類され、睡眠障害国際分類第3版では定義として「食いしばりや歯ぎしり、あるいは下顎の強張りや突出しのような特徴ある顎筋活動」とされている。また、日本睡眠歯科学会では定義として「顎口腔機能系に為害作用を及ぼす、睡眠中の継続的な、あるいはリズム性の咀嚼筋活動による顎運動（歯ぎしり・食いしばりなど）」とされている。

　しかしながら、SB は生理学的咀嚼筋活動である律動性咀嚼筋活動（RMMA）が基準値を超えた場合の診断名であり、現象（筋活動あるいは顎運動）一つ一つのことを指すものではない[1]。

　また、SB には原発性（一時性）と続発性（二次性）がある。バイオマーカー（生物指標）である RMMA の発現は、その85％が微小覚醒と呼ばれる小さな覚醒反応時、つまり睡眠の浅化時に伴って起こる。微小覚醒とは自律神経の変動を伴う15～30秒の短い睡眠－覚醒周期を指す。交感神経活動が優位となり、脳活動の活性化が生じ、頻脈に伴っ

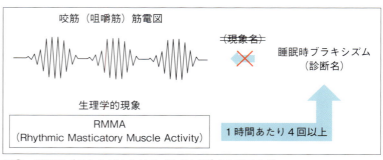

図❶ 睡眠時ブラキシズムとは？（参考文献1)より引用改変）

てRMMAが生じる。RMMAが生じる4～10秒前には二酸化炭素の増加を伴わない軽度の低酸素状態となり、RMMA直前に深い呼吸と舌骨上筋群の緊張度の上昇が生じるとされている。RMMAが1時間あたり4回以上確認されると、SBと診断される（図1）。つまり、睡眠時無呼吸症ではなくても、SBでも低酸素状態は起こるので、健康被害へと繋がってしまうことにもなる。

国際基準ではRMMAが1時間あたり5.5回以上でSBと診断される

◆睡眠時ブラキシズムと周辺領域の関係

SBは、顎関節、胸鎖乳突筋など頸部周囲筋肉、鎖骨や肩甲骨周囲筋に影響を与え、これらが睡眠の質を低下させ、慢性的な疲労や頭痛・片頭痛の原因となることがある。しかしながら、それらの慢性的な疲労や頭痛から、ストレスや不安、睡眠不足へと繋がり、負のサイクルにもなる。つまり、どこかの過程を改善することで、良化に向かうこともあるので、対症療法だけでなく、原因となり得る項目を特定していくことが重要である。

◆睡眠時ブラキシズムの原因

SBは、日常生活でのストレス、不安や緊張、睡眠中の筋肉の異常な活動などが原因とされる。そのため、ストレス管理はとくに重要である。また、睡眠中に起きる他の問題（例：睡眠時無呼吸）との関連が指摘されることもある。とくに顎関節周囲の筋肉に過剰な緊張をもたらすことがあり、その緊張が咀嚼筋と肩周りの筋肉にも影響を与える可能性があり、さらに側頭筋や頸部筋肉へ連鎖的な影響がみられることもあるため、頭痛や片頭痛の発生に関連する可能性がある。

加えて、睡眠環境の問題も指摘されているため、寝室の温度や湿度の管理、照度や音、寝具（枕やマットレスとの相性問題など）など周辺環境の改善も必要である。

◆睡眠時の検査の問題

医科歯科連携が必要となる睡眠時無呼吸では、終夜睡眠ポリグラフ検査という検査がある。しかしながら歯科単独で診査・診断ができるのは、歯ぎしりやくいしばりの歯ぎしり症（ブラキシズム）である。SBにおいては、筋電計を使用した「睡眠時歯科筋電図検査」が2020年に保険適応となるまでは専用の検査が存在しなかった。

図❷　ウェアラブル筋電計

　保険適用となった検査機器には「ウェアラブル筋電計」（ジーシー：図2）があり、2024年5月現在ではジーシーの1機種がその対象となっている。

　ジーシーは、北海道大学の研究グループ[2]と共同でウェアラブル筋電計と独自の解析アルゴリズムを開発し、これまでの筋電図検査では波形データの分析に多くの手間や時間を要していたが、W-EMG Viewerを使うことで、本格的な解析がシンプルな操作で対応可能となった。また小型・軽量であり、なおかつ充電式電池を採用し、最大48時間の使用が可能。普段の睡眠環境下でのSBの計測を実現した。

◆筋電計による計測

　日本歯科医学会によると、歯ぎしりの診断は問診や咬耗などの臨床所見に基づいて行われてきた[3]が、実際には歯ぎしりを行っていない患者が歯ぎしり患者と診断され、歯ぎしりに対する口腔内装置による不要な治療などが施行される場合も少なくないことから検査の必要性があった。そこで、ウェアラブル筋電計を用いて咬筋相当部皮膚に表面電極を貼付し、夜間睡眠時の咀嚼筋活動時に発生する筋電位を筋電図として記録後、夜間睡眠時の筋活動を客観的に定量化し、得られた数値をもとに歯ぎしりの有無、程度を評価することが目的である。

　筋電図検査の対象者は、臨床診断基準（睡眠障害国際分類　第3版「ICSD-3の睡眠関連歯ぎしりの基準」）により歯ぎしりと診断された患者、および歯ぎしり疑いの患者である。

　そして、小児103例（男児52名、女児51名、年齢3〜6歳）を対象とした研究では、睡眠時の歯ぎしりを有した小児は頭痛を示す可能性が3.25倍高かったという報告[4]もあり、SBを軽減させることの有用性がうかがえる。

　これらのような視覚化できる保険適用のブラキシズム検査は国内では初めてであり、今後は不適切な治療の排除だけでなく、潜在的な患者の掘り起こしにも有意義と考えられる。しかしながら、治療法などはまだ確立できていない部分もあり、今後の研究が課題となる。

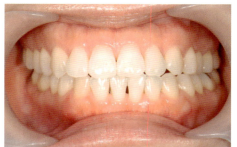
図❸　正面観の一例

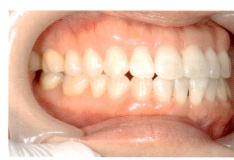
図❹　右側面観の一例

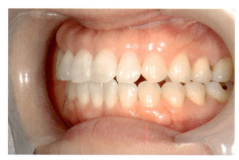
図❺　左側面観の一例

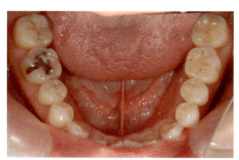
図❻　下顎咬合面観の一例

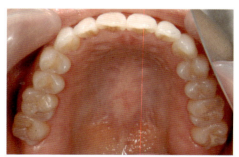
図❼　上顎咬合面観の一例

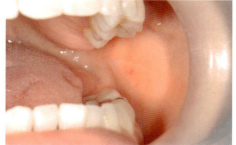
図❽　頬粘膜の一例

　筋電計の使用方法は、まずは歯科医師が口腔内を診査（図3～8）および診断し、さらに咬筋群の圧痛点を診査し、その場所を患者に示す。就寝時にその部位へウェアラブル筋電計を装着し、就寝してもらうというものである。その後、患者から回収した筋電計のデータを解析し、患者に診断結果や対処方法、改善方法、治療法を適宜伝える。

◆睡眠時ブラキシズムの対症療法と原因療法

　SBの対症療法としては、いわゆるナイトガードやスプリントと呼ばれる口腔内装置がある。素材には硬性素材や軟性素材のものがあるが、その厚みも含めて、嘔吐反射などの口腔内の条件やウェアラブル筋電計の検査結果を鑑みて選択していくのが望ましい。また

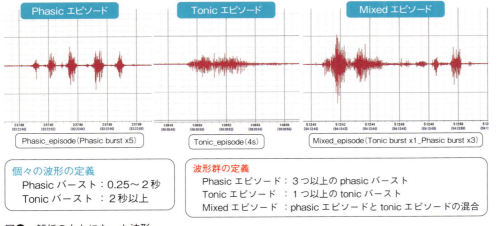

図❾　ウェアラブル筋電計による検査結果の一例

図❿　解析のもとになった波形

個々の波形の定義
Phasic バースト：0.25〜2秒
Tonic バースト：2秒以上

波形群の定義
Phasic エピソード：3つ以上の phasic バースト
Tonic エピソード：1つ以上の tonic バースト
Mixed エピソード：phasic エピソードと tonic エピソードの混合

【参考文献】
1) 鈴木義貴, 他：睡眠時ブラキシズムの基礎と最新の捉え方. 睡眠口腔医学, 3(1)：10-21, 2016.
2) 山口泰彦, 他：睡眠時ブラキシズムに対する睡眠時筋電図検査の保険収載と歯科医療革命. 日補綴会誌, Ann Jpn Prosthodont Soc 13：26-33, 2021.
3) 日本歯科医学会：筋電計による歯ぎしり検査実施に当たっての基本的な考え方. 2020.
4) Carvalho Bortoletto Carolina (University Nove de Julho), Canuto Salgueiro Monica da Consolacao, Valio Renata, Dadalti Fragoso Yara, de Barros Motta Pamela, Jansiski Motta Lara, Kobayashi Fernanda Yukie, Santos Fernandes Kristianne Porta, Agnelli Mesquita-Ferrari Raquel, Deana Alessandro, Kalil Bussadori Sandra: The relationship between bruxism, sleep quality, and headaches in schoolchildren. Journal of Physical Therapy Science, 29 (11)：1889-1892, 2017.

　口腔内装置は、軟性素材・硬性素材のどちらも咬合調整は必須であり、その際は頸部の角度や寝具の状況も考慮に入れることが望ましい。　　　　　　　　　　　　　　　…詳細は P.98、P.132参照
　原因療法としてはいくつかあるが、睡眠リズムの一定化や睡眠環境改善の他に、
- **ストレス管理**：ストレスの軽減やリラックス法を取り入れることが、歯ぎしりやくいしばり、　　…詳細は P.90参照
肩凝りの緩和に繋がる。副交感神経を優位にするためには、入浴などを上手に活用し　　　　　　…詳細は P.106参照
て深部体温をコントロールしたり、深呼吸をすることも必要である。
- **姿勢の改善と運動**：片側に寄った姿勢ではなく正しい姿勢の維持、そして定期的なスト
レッチ、軽い運動が、肩凝りや筋肉の緊張を軽減するのに役立つ。　　　　　　　　　　　　　　…詳細は P.108参照
　検査結果の一例を図9に示す。図10の波形を分析し、それに基づき結果が示される。

Chapter 1 歯科と睡眠

10 無呼吸と睡眠

Y.SASAO

ズズズズズ…、クハッ

 失礼ですが、ご家族に夜いびきをかいていると言われたことはありませんか？

ええ、いびきがうるさいとよく言われるんです

 寝ているときに呼吸が止まるとも言われますか？

そうですね、息が止まるから死ぬんじゃないかと心配になるって言われます

 睡眠中に目が覚めたりすることや、朝起きたときの熟睡感はありますか？

トイレに行きたくなって1、2度は目が覚めますね。朝の寝起きはさほどスカッとした感じではないですが、まあこんなものかと思っています

 院長、〇〇さん無呼吸がありそうです

 わかりました。聞いてみましょうね。〇〇さん、睡眠の検査を受けたことはありますか？

いえ、ありません。検査ができるんですか？

 当院でスクリーニングもできますし、必要であれば睡眠検査ができる医療機関をご紹介しますよ

睡眠時無呼吸への積極的なかかわりを

　日本における睡眠時無呼吸の潜在患者は、AHI：15以上の中等度～重症で900万人、AHI：5以上の軽症を含めると2,200万人といわれている[1]。そのうち受診患者はわずか1割程度であり[2]、ほとんどの患者がいまだ受診していない状況にある。したがって、普段一般歯科治療に来ている患者のなかにも多くの無呼吸患者が潜在しており、目の前を素通りしている状態と推測される。

　閉塞性睡眠時無呼吸（OSA）になりやすい特徴は、小顎（小下顎、小上顎）、肥満（気道周囲粘膜の肥厚）、二重あご（顎下軟組織過大）、首が太い、首が長い、軟口蓋過長・肥厚、舌肥大、扁桃肥大（口蓋扁桃肥大、アデノイド肥大）、鼻閉などである（図1）。

　また、Esthetic lineとSubmental lineの角度をなすESアングルは、睡眠時無呼吸の重症度と相関がある（図2）[3]。

　これらの特徴を把握することで、睡眠時無呼吸の患者を発見することができる。当院でも、「発見！　睡眠時無呼吸」と題して、スタッフが無呼吸の特徴を学んだ後に、歯科治療で

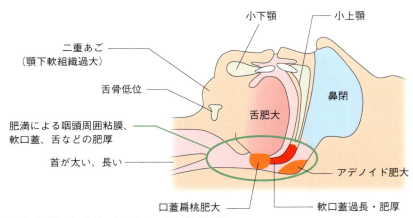

図❶　睡眠時無呼吸になりやすい解剖学的特徴

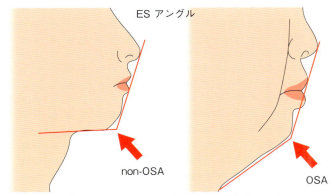

図❷　ESアングルが大きいほど睡眠時無呼吸が重症化しやすい

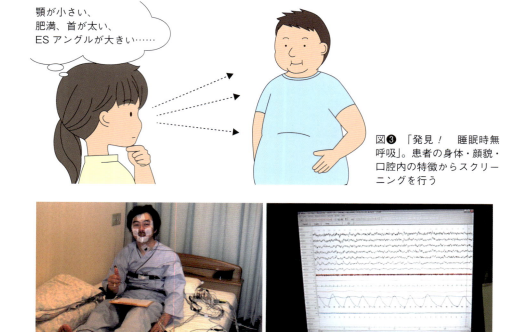

図❸ 「発見！ 睡眠時無呼吸」。患者の身体・顔貌・口腔内の特徴からスクリーニングを行う

図❹ PSGでは睡眠中の睡眠深度、呼吸、循環、体動など生体活動を測定し、睡眠障害を診断する

　来院している患者の身体・顔貌・口腔内の特徴からスクリーニングしたところ（図3）、睡眠時無呼吸と思われる患者を2週間で59名捉えた。診療中は忙しいので全員に話しかけることはできなかったが、そこから15名に声がけをしたところ、終夜睡眠ポリグラフ検査（PSG）検査（図4）に進んで重度睡眠時無呼吸と診断され、治療に結びついた症例が2名あった。

　患者からは夜間の頻尿がなくなり、朝の目覚めもよくなって、「これまでの寝起きは何だったんでしょうね!?」と驚かれ、たいへん感謝された。とくに主訴がないかぎり歯科サイドからアプローチすることはないかもしれないが、睡眠時無呼吸が健康や生活に与える悪影響を考えると、患者を救うためにも診療室で声がけする行為は医療者として大事な役割であると思われる。

◆睡眠時無呼吸臨床における歯科の役割

　OSAと診断された場合には、医科ではおもにCPAP治療が行われる一方、歯科では口腔内装置（OA）治療が行われることが多い（図5）。睡眠時無呼吸の歯科臨床は、睡眠主治医と連携医療である。そのなかで、歯科は1．睡眠時無呼吸の解剖学的原因の検索、2．OA治療の効果予測診断、3．OA治療の実施という3つの大きな役割を担っている（図6)[4]。

1．睡眠時無呼吸の解剖学的原因の検索

　現行の保険制度では、睡眠検査は医科で行われ診断されている。しかし、睡眠時無呼

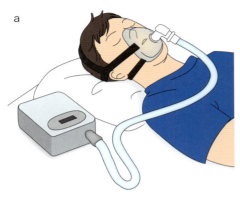
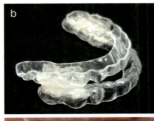
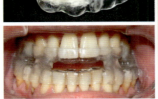
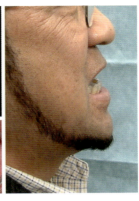

図❺　a：医科で行われる CPAP 治療、b：歯科で行われる OA 治療

　1．解剖学的原因の検索

　2．OA 治療の効果予測診断

　3．OA 治療の実施

図❻　睡眠時無呼吸臨床における歯科の役割

吸の閉塞は局所である気道で起こるものの、その解剖学的原因が何であるか追及されないまま紹介されてくることも多い。口腔顎顔面領域の専門家は、やはり歯科である。歯科でその特徴を捉え、原因を検索することは重要な任務であるといえる。

2．OA 治療の効果予測診断

　OA 治療は医科から依頼されるものの、治療効果がどのくらい期待できるかについては不明のまま紹介されてくることが多い。OA の治療効果は100％ではなく、効きやすい症例と効きにくい症例が存在するため、目の前にいる患者に OA 治療を適用したとしても、必ずしも効果が出るとは限らない。

　それを知らないまま治療を進めて効果が出なかったときは、患者から信頼を失うことにもなりかねない。また、医科の主治医からも信頼できる歯科医師なのか疑われることになる。そのため、OA 治療前に治療効果予測の診断を行い、提示して、患者の理解を得てから治療に進むべきである。場合によっては、OA 治療に固執せずにそれ以外の治療手段を勧めることも必要である。

3．OA 治療の実施

　以上の検査・診断を行ったうえで、OA 治療に介入する。歯科はモノづくり屋ではない。OA 治療はマウスピースを製作することが目的ではなく、睡眠時無呼吸を改善させることが目的である。そのためには、OA のタイトレーション（効果と副作用をみながら数ヵ月かけて下顎位の調整を行う行為）を行っていき、最終的には睡眠検査で効果判定を行うことが必須である[5,6]。

【参考文献】
1) Adam V Benjafield, Najib T Ayas, Peter R Eastwood, et al: Estimation of the global prevalence and burden of obstructive sleep apnoea: a literature-based analysis. Lancet Respir Med, 7(8): 687-698, 2019.
2) 厚生労働省：e-Stat, 令和4年社会医療診療行為別統計, 2022.
3) 菊池 哲：最近の画像診断法, 睡眠歯学の臨床, ヒョーロン・パブリッシャーズ, 東京, 2024：86-90.
4) 佐々生康宏, 奥野健太郎：一からわかる睡眠時無呼吸の歯科臨床, 医歯薬出版, 東京, 2021.
5) 對木 悟, 福田竜弥, 田中恭恵, 他：閉塞性睡眠時無呼吸に対する口腔内装置のタイトレーション, 睡眠口腔医学, 5(1)：1-11, 2018.
6) 日本睡眠歯科学会：閉塞性睡眠時無呼吸に対する口腔内装置に関する診療ガイドライン, 日本睡眠歯科学会ホームページ (https://jadsm.jp/iryo/guideline_pdf/guideline_2020.pdf).

Chapter 1 — 11 歯科と睡眠 / Y.FUMA

MFT と睡眠

先生、矯正治療でMFTを行っている
歯科医院が多くなりましたが、
睡眠障害でもMFTって効果あるんですか？

 効果あると思うよ。
最近、全世界でいろいろと効果を示す
報告が出ているんだ

そうなんですね！

 楽器の演奏が効果あった
という報告もあるよ

面白いですね！
でも、MFTってメニューが
いっぱいあるじゃないですか。
何が効果あるんですか？

 実はね……

呼吸にも効く MFT

　一般的に歯科でいうところの口腔筋機能療法（MFT、OMT）とは、口腔や舌・咽頭周囲の筋肉の機能を整える治療法であり、歯列矯正や摂食嚥下の分野において活用されているが、近年は睡眠呼吸障害における補助療法としても期待されている。

　2015年のシステマティックレビューにおいて、閉塞性睡眠時無呼吸（OSA）に罹患している成人では約50％、小児では62％でAHIの減少が達成できたとの報告がある[1]。2023年のシステマティックレビューにおいても、OSA児の頭蓋顔面の機能または形態を改善でき、その治療効果は、介入期間が長くなりコンプライアンスが向上するにつれて、より顕著になるとの報告もある[2]。

◆咽頭周囲筋トレーニングの意義

　なぜMFTが睡眠呼吸障害の補助療法となり得るのか。それは中顔面特有の機能の交差が関係している。鼻は呼吸器系に分類され、口は消化器系に分類される。別の系統であるのにかかわらず咽頭部で交わり、下咽頭で気管支と食道に分かれていく。つまり、咽頭周囲は呼吸器と消化器を兼任している臓器となる。

　咽頭は軟組織の筒であり、周囲の筋肉が咽頭腔を拡げたり閉じたりしながら機能している。その際、呼吸と摂食嚥下に対して別々の筋肉が作用しているわけではなく、咽頭周囲の筋肉が兼任してその機能を担っている。つまり、歯列矯正や摂食嚥下のために行っているMFTは、結果的には呼吸のためにもなるといえるのだ。ただし、睡眠呼吸障害に対して効果が得られるMFTのメニューか否かを判断するためには、咽頭周囲筋のなかで呼吸に対する役割分担を理解する必要がある。図1におもな呼吸拡大筋と呼吸閉鎖筋を示す[3]。

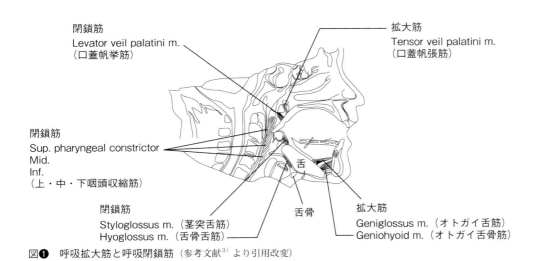

図❶　呼吸拡大筋と呼吸閉鎖筋（参考文献[3]より引用改変）

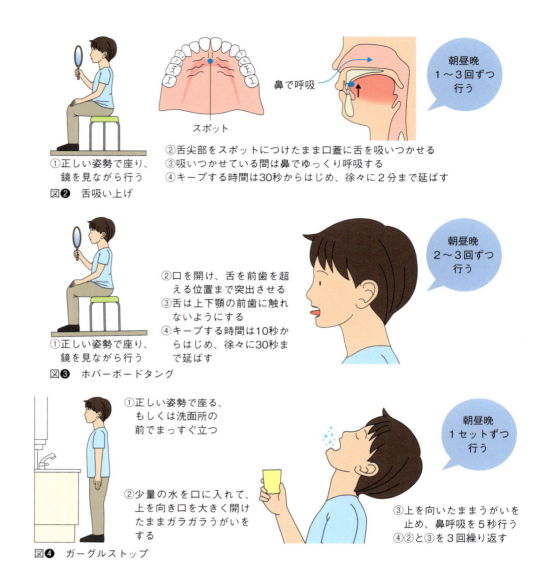

図❷　舌吸い上げ

図❸　ホバーボードタング

図❹　ガーグルストップ

　睡眠呼吸障害、とくにOSAは気道が閉塞することにより発症する。つまり、OSA患者は一連の呼吸動作の際、オトガイ舌筋やオトガイ舌骨筋、口蓋帆張筋といった呼吸拡大筋の機能が弱いか、可動性が低下している可能性がある。たとえば、オトガイ舌筋やオトガイ舌骨筋の場合は、舌を前方に位置させる働きがあるため、口蓋への吸い上げやホバーボードタングなどが効果があると思われる。口蓋帆張筋は、発声・嚥下時に口蓋を動かす筋肉の一つであり、耳管の開大に関与しているといわれる。標高が高くなり耳の閉塞感を感じた際、嚥下することで閉塞感が解消されるのは、口蓋帆張筋の働きによる。軟口蓋周辺の動きに関係する筋肉なので、ガーグルストップなど嚥下のエクササイズ（図2～4）が効果的と思われる[4, 5]。

◆求められるトレーニング内容

それでは、図2〜4のような呼吸拡大筋のみにアプローチするトレーニングだけ行えば、OSA症状改善に効果はあるのだろうか。OSAのMFTによる効果を示す代表的な文献として、ディジュリドゥという名のオーストラリア大陸の先住民アボリジニの金管楽器を用いた無作為化比較試験[6]がある。

その文献のなかで、「電気的な神経刺激や呼吸筋のトレーニングの効果に関する先行研究では、OSA症状の改善は見られなかった」との記述がある。この見解は他の文献[7]でも示されており、一部の筋肉にアプローチしても効果は認められにくい可能性がある。「ディジュリドゥを用いた調査で観察できたより大きな効果は、介入期間が長かったことと、単一の筋肉だけでなく上気道全体をトレーニングしたことによるのかもしれない」との記述がある。OSA患者に対してMFTのプログラムを考えるとき、呼吸拡大筋に作用するメニューを盛り込むことは必須であると考えるが、口唇閉鎖力向上や鼻呼吸確立などを目的とした基本的なメニューも盛り込み、上気道全体をトレーニングするプログラムにすることが重要である。

◆患者のアドヒアランスを高めるために

MFTの効果を左右する因子としてさまざまな文献で述べられているのは、アドヒアランスである。アドヒアランスとは、患者が積極的に治療方針の決定に参加し、その決定に従って治療を受けることを意味する。MFTはこのアドヒアランスが獲得、持続しにくい傾向にあり、MFTの欠点とまでいわれている。MFTプログラムのアドヒアランスはAHI、OSA症状、舌筋力の改善に関係しているとの報告[7]もあり、とても重要な因子である。

では、アドヒアランスを高めるにはどうすればよいか。それを高めるおもな要因は、個々のトレーニングメニューの運動時間の短さ、視覚的フィードバック、運動頻度のモニタリングなどである。OSAに対するMFTは、これらの要因を味方につけたプロトコルの開発が必須と考える。また、OSA患者にあきらかな効果を示したプロトコルは、通常2〜3ヵ月といわれており、最低でも患者が3ヵ月は飽きずに毎日継続できるトレーニング内容にする必要がある。

ただ、MFTはあくまで「補助的治療」であり、現時点でMFT単独でOSAを治療できる方法として立証されていないことは留意されたい。必ずOSAの診断は医科で行い、医科と連携した治療方針のなかでMFTを睡眠医療に応用することが望ましい。また、さまざまな研究がOSAの補助的治療としてMFTを提唱しているが、何の治療法の補助として有効なのかなど、その効果を検討した研究はわずかであるため、その有効性については議論の余地がある。このような論争はメインの治療法やMFTのトレーニング内容の違いなど、論点が混同してしまっている可能性があり、臨床現場におけるランダム化比較試験やエビデンスサマリーの充実が急務である。今後のMFT普及・発展のためにも、関連学会などが協力し、統一したプロトコルを考案し検証する必要があり、そうなることを願う。

【参考文献】
1) Camacho M, Certal V, Abdullatif J, Zaghi S, Ruoff CM, Capasso R, et al: Myofunctional therapy to treat obstructive sleep apnea: a systematic review and meta-analysis. Sleep, 38: 669e75, 2015.
2) Yue Liu, et al: The Effects of Orofacial Myofunctional Therapy on Children with OSAHS's Craniomaxillofacial Growth: A Systematic Review. Children, 10: 670, 2023.
3) 中田誠一：鼻閉と睡眠時無呼吸症候群について. 日鼻誌, 50(1) 101-103, 2011.
4) ORT矯正ベーシックコース OMTテキスト. TONE, 2024.
5) 大野粛英, 他：ライフステージに合わせた口腔機能への対応 MFTアップデート. 医歯薬出版, 東京, 2018.
6) Milo A Puhan, et al: Didgeridoo playing as alternative treatment for obstructive sleep apnoea syndrome: randomised controlled trial. BMJ, doi:10.1136/bmj. 38705. 470590. 55. 2005.
7) William Poncin, et al: The effect of tongue elevation muscle training in patients with obstructive sleep apnea: A randomised controlled trial J Oral Rehabil, 49(11): 1049-1059, 2022.

Chapter 1 歯科と睡眠

12 X線撮影と睡眠

Y.FUMA

先生、
私ってなんで無呼吸になるんですか？

 はい、舌の後方の気道が狭いから
呼吸しにくくなるんだと思います

作ってもらった装置を入れると
どうなるんですか？

 下顎を前方に出すことで舌も一緒に
前方に移動させるので、
舌の後方の気道が広くなって
無呼吸になりにくくするんですよ

そうですか……
でもイメージがわかなくてよくわかりません

 わかりました。
それではX線画像を使って説明しますね

X線画像で上気道評価をマスターしよう

閉塞性睡眠時無呼吸（OSA）などの睡眠呼吸障害において、X線画像は上気道の局所的所見を診たり、患者に説明するのに有効である。硬組織では頭蓋骨格や形態、舌骨位置の評価や、軟組織では軟口蓋や扁桃など上気道の評価を行う。まず図1で上気道の解剖学的所見を確認してほしい。歯科衛生士や歯科助手であっても、どこにアデノイドや口蓋扁桃などがあるのかを理解し、X線画像と対比させ確認できるようになると、患者にも説明できるので仕事がより面白くなると思う。

歯の治療で歯や歯槽骨のX線画像の読影に馴染みの深い歯科医療従事者にとって、上気道の評価にX線画像を用いることは視野を口腔内から上気道に広げるだけなので、ハードルは高くないと思われる。歯科で上気道を評価する手法は、おもに①セファログラムと②コーンビームCTの2種類がある。

①セファログラム

もともと歯科矯正学の分野で、顔面頭蓋の形成異常や成長評価、不正咬合の診断、歯科矯正治療の予測や評価に用いられる（図2）。撮影条件はFH平面が床面と並行、習慣性咬合位で呼気終了時に撮影することが望ましく、

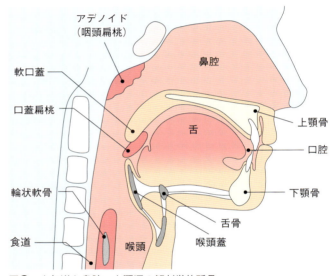

図❶ 上気道と鼻腔・上顎洞の解剖学的所見

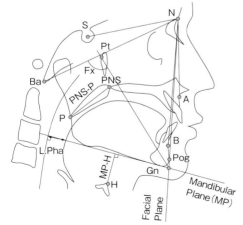

名称	単位	算出方法	正常値
SNB	deg	SNとNBのなす角度	77.2±3.8
ANB	deg	NAとNBのなす角度	3.8±2.1
Facial Axis	deg	N-BaとPt-Gnがなす角度	84.3±4.8
PNS-P	mm	PNSからP（palate point）までの距離	35.2±5.2
MP-H	mm	下顎平面（MP）からの舌骨（H）までの距離	9.2±4.9
Lower Pharynx	mm	MPと舌のラインの交差点から咽頭後壁までの距離	12.9±4.7

図❷ おもな計測点と正常値（参考文献[2]より引用改変）

治療前後で比較するのに適している。SNA や SNB、Fx が小さかったり、PNS-P や MP-H が長い、または L.Pha が短い場合は OSA のリスクが高いといわれている。しかし、上気道の形態的評価を行うためには、前述の撮影条件を一定に行わなければ、軟組織の再現性が低いため要注意である。また、小児の場合は、小児の気道形態、アデノイド、および口蓋扁桃などの軟組織だけでなく、顎骨の成長特性を理解したうえで分析を行う必要がある[1]。

②コーンビーム CT（CBCT）

頭蓋顔面領域の解剖学的構造の断層画像を獲得し、医科で使用するヘリカル CT よりも低い放射線量で高い空間分解能の画像を提供する。広い撮像範囲を設定可能であれば、立位で上気道を評価できる機種も増えてきている。

撮影条件はセファログラムと同様に FH 平面が床面と並行、基本的に習慣性咬合位で呼気終了時に撮影することが望ましいが、セファログラムよりも撮影時間が長いので、長時間の息止めが難しい場合、筆者はフランクフルト平面は床面に並行としたうえで、閉眼と閉口、鼻呼吸のみを指示して撮影している。撮影時に嚥下をしてしまうと軟口蓋や舌の位置、上気道形態が変化するため、撮影直前に空嚥下を指示し、撮影時に嚥下しないように工夫している。

撮影した CT 画像の断面図は矢状断（Sagittal）、冠状断（Coronal）、軸位断（Axial）があり、それぞれ上気道において確認すべき部位を紹介する（**図3**）。

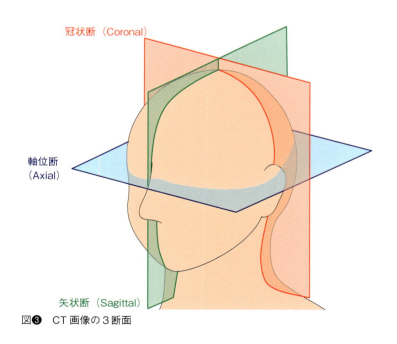

図❸　CT 画像の 3 断面

- 矢状断（Sagittal：図4）

　矢状断ではアデノイド増殖の有無や軟口蓋の長さや厚み、舌位置や舌骨位置、上気道の大まかな狭窄傾向が確認できる。また、セファログラムほどではないが、上下顎の前方成長の評価も可能である。

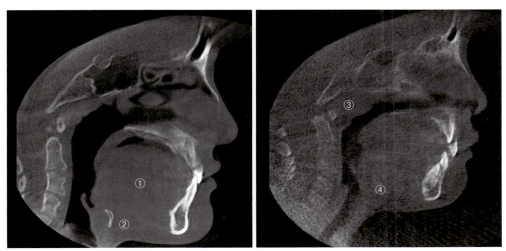

図❹　矢状断像。①低位舌を認める矢状断像、②舌骨の位置、③アデノイド増殖、④気道狭窄

- 冠状断（Coronal：図5）

　冠状断では鼻や上顎洞の状態、口蓋扁桃の大きさが確認できる。鼻中隔彎曲や鼻粘膜肥厚もOSA発症の一因であり、撮影範囲が鼻腔まで含まれるCBCTであれば確認してほしい。

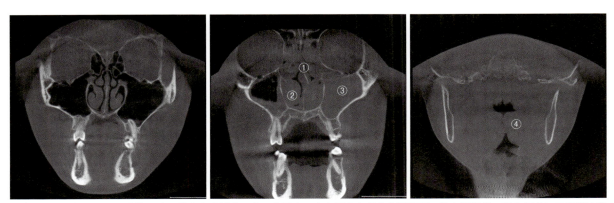

図❺　冠状断像。左：正常像、右：①鼻中隔彎曲、②下鼻甲介や中鼻甲介など鼻粘膜肥厚、③上顎洞炎、④上気道に口蓋扁桃肥大を認める

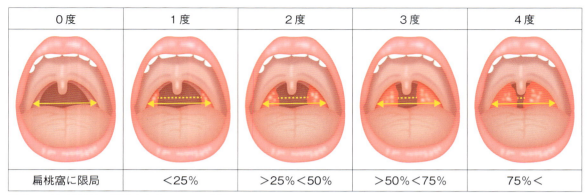

図❻　口蓋扁桃肥大の程度を表す Brodsky 分類

　口蓋扁桃肥大はとくに小児において OSA の一因となっており、Brodsky 分類4度の"Kissing Tonsil"と呼ばれるような両側の口蓋扁桃が接触するほど大きい場合は摘出手術の適応となるので、この所見があった場合は医科へ紹介すべきである（**図6**）。

・軸位断（Axial：図7）
　軸位断は鼻中隔彎曲や鼻粘膜肥厚の確認も可能だが、上気道の断面を確認する場合に用いることが多い。とくに口蓋扁桃肥大による上気道の狭窄具合を確認する場合に適している。

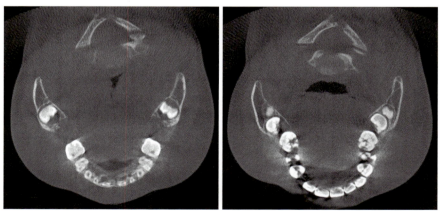

図❼　軸位断像。左：上気道の口蓋扁桃肥大を認める。右：口蓋扁桃摘出術後

・3次元画像
　また、3次元（3D）構成を行うことも可能で、OSA 用の口腔内装置（OA）作製時に、習慣性咬合位での上気道形態と、設定した下顎前方位での上気道形態を3D 画像で比較して患者に説明することもある。この機能の利用は現時点の解釈では診断目的でなく、あ

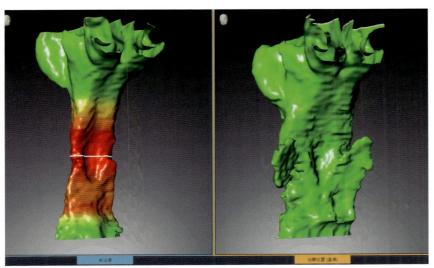

図❽ Dentsply Sirona社製のCBCT（Gallireos®）で撮影した画像を気道解析ソフトウェア（SICAT Air®）で3次元（3D）構成した。左が習慣性咬合での上気道、右がOA作製のため下顎前方移動させた位置での上気道。ともに同一患者である

くまでカウンセリングツールとしての利用に留まる。OSAのための口腔内装置によって下顎を前方移動させる場合、上気道の変化は前後幅の拡大だけでなく左右幅の拡大も認められるが、口頭での説明には限界があり、記憶に残りにくい。そういった上気道の変化を3D画像を用いて患者本人の視覚にアピールすることは、インパクトが大きく有効と思われる。3D画像を見せることにより、「口腔内装置を装着することで、これだけ気道が広がるのか」と驚く患者もおり、装置装着の必要性を理解させる一助となる。それにより、OSA治療に対するアドヒアランスの向上にも役立っていると思われる（図8）。

調査研究の最前線では、この3D画像に流体力学を組み合わせたシミュレーションも行われており、より実態の環境に近似させた研究が行われている[3]。

しかし、そもそもの3D画像が睡眠時の気道を再現できているとはいえず、気道の3D画像で狭窄が認められるからOSAなのかというと、現在の臨床の現場では診断の決め手にはならない。今後は気道周囲の筋緊張や気道表面の水分性状、神経学的な要素などが気道の形態に加味された研究がなされ、それが発展していけば、いずれ3D画像でOSAかどうか評価できる日がくるかもしれない。そうなれば院内でのスクリーニング精度が向上し、見過ごされていたOSA患者を救えるきっかけになるかもしれない。今後の研究に期待したい。

X線画像は、OSA治療において小児から成人まで上気道を評価するのに適した資料となり得るので臨床で上手に活用してほしいが、被曝の問題があるので頻繁には撮影できず、注意して取り扱わなくてはならないことは申し添えておく。

【参考文献】
1）日本睡眠学会（編）：臨床睡眠検査マニュアル改訂版，ライフ・サイエンス，東京，2015．
2）井上雄一，山城義広：睡眠呼吸障害 Update 2022．ライフ・サイエンス，東京，2022．
3）岩崎智憲：小児上気道通気障害の歯科的・医科的影響．小児歯科学雑誌，54(1)：2016．

| Chapter 1　歯科と睡眠 | **13** Y.FUMA | # 気道（上気道）と睡眠 |

最近、気道を診ている
歯科の先生が増えていますね

 そうだね、
興味をもっている先生は多いよね

歯科で気道の病気を
診断することって、できるんですか？

 それはできないよ。
でも、よくない傾向はわかるんだ

そうなんですね。
その傾向を知りたいです！
でも基本的なことがわからなくて……

 じゃあ、基本的なことから教えるね

歯科で上気道を診る重要性

　睡眠疾患のなかで、とくに睡眠関連呼吸障害に分類される閉塞性睡眠時無呼吸（OSA）の重症度は、上気道の状態が鍵を握る。気道とは鼻腔から肺までのことをいい（図1）、歯科で扱う気道とは鼻腔や咽頭であり、上気道の一部になる。なので、「気道を診る」とすると肺や気管支も診ていることになるので、歯科では「上気道を診る」と表現したほうが正しいかもしれない。

　近年、OSA発症に関して、4つのフェノタイプ（図2）[1,2]が病因論として常識になりつつある。上気道については、この4つの視点を念頭に置きながら考える必要がある。

◆ OSAにおける4つのフェノタイプ

①解剖学的上気道径狭小化

　解剖学的上気道径狭小化を考えるとき、千葉大学の磯野先生が提唱されたMeat & Container Model[3]で考えれば理解しやすい（図3）。下顎と頸椎で囲まれた場所を箱とし、舌や気道周囲の軟組織を肉として、箱のなかに肉が詰まっていて一部分空いた隙間が上気道と考える。肥満や巨大舌の場合、肉量が多くなるため、図3bのように空いていた隙間（上気道）を狭くしてしまい上気道閉塞が起きる。

　これが一般的なOSAの考え方であるが、それとは別に図3cのような肉量は図3aと相違ないが箱が小さい場合、図3bとは異なる理由で空いていた隙間（上気道）

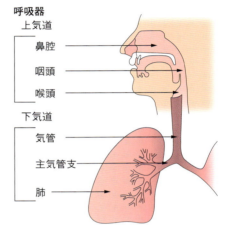

図❶　気道の分類

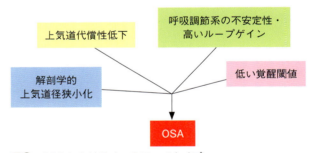

図❷　OSAにおける4つのフェノタイプ

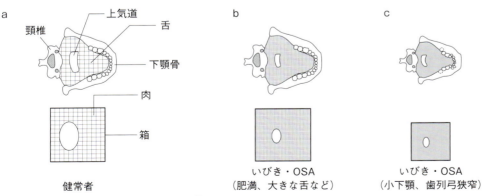
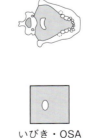

図❸　Meat & Container Model（参考文献[3]より引用改変）

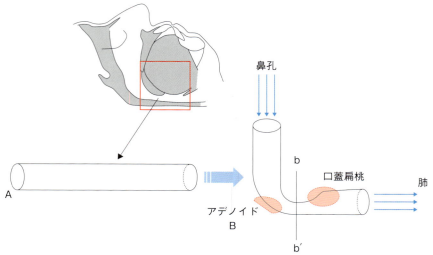

図❹　小児の上気道の特徴（参考文献3）より引用改変）

読影のポイントは
X線撮影と睡眠（P.60）
の項目で解説します

が狭くなってしまう。骨格的に顎が小さい小顎症だったり、歯列弓狭窄だったりする場合がこの状態になる。つまり、ある種の不正咬合で上気道閉塞を引き起こす理由がここにある。歯科の分野で最近気道についての議論が活発になっているのは、解剖学的上気道径狭小化の側面による。

　小児の場合、さらに注意を要する。そもそも成人に比べ上気道が細い。細く軟らかいストローで呼吸している、と思っただけでも苦しそうだが、鼻腔から咽頭に移行する曲がり角に、アデノイドや口蓋扁桃が存在すると、さらに気道は狭くなる（図4）。つまり、成人よりも上気道が狭小化する可能性が高い小児こそ、必要な範囲内で画像診断を用いたい。それを身近に実施できるのが歯科であるから、頭蓋顔面の専門家として OSA のスクリーニングの役割が求められている。

②上気道代償性低下

　上気道の代償性低下とは何だろうか。それを考えるとき、上気道は骨の裏打ちのない軟組織の筒であることを思い浮かべてほしい。呼吸するとき、咽頭腔では周囲の筋肉によって拡がったり縮んだりを繰り返している。拡げる筋肉を呼吸拡大筋、縮める筋肉を呼吸閉鎖筋といい、代表的な筋肉を図5に示す。上気道の代償性低下とは、覚醒時は呼吸と同時に収縮し咽頭腔を拡大するオトガイ舌筋や口蓋帆張筋などの呼吸拡大筋群が、睡眠時に機能低下することによって弛緩して上気道が虚脱しやすくなることである。この側面に対し、歯科における口腔筋機能療法（MFT）の活用が期待されている。

③呼吸調節系の不安定性・高いループゲイン

④低い覚醒閾値

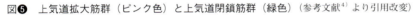

図❺ 上気道拡大筋群（ピンク色）と上気道閉鎖筋群（緑色）（参考文献4）より引用改変）

口腔筋機能療法については MFTと睡眠（P.56）の項目で解説します

　呼吸調節系の不安定性とは、上気道の代償性低下などによって咽頭腔が閉鎖されて換気阻害が起きたときの、不安定な次の換気反応のことをいい、これも軟組織の活動状態を表している。これらの活動状態や低い覚醒閾値などは、PSGなどの睡眠検査でしか評価できない。

　臨床において、上気道径が狭小化していないのにOSAを発症している患者とたびたび遭遇することがあるが、4つのフェノタイプで考えれば当然の話である。歯科で上気道を診る際、X線写真やCTを用いて解剖学的上気道径狭小化を評価しているだけにすぎない。歯科だけでその他の代償性低下や呼吸不安定性などの状態や覚醒閾値が評価できていないことを考えれば、「上気道を診る」こと自体、医科との連携なしに語ることができない。歯科医療従事者は、そのことを念頭に置いたうえで、X線写真やCTから得られた情報を臨床応用しなければならない。

　気道を評価する際に考える4つの視点のうち、現時点の一般的な歯科医院でわかるのは解剖学的上気道狭小化のみであるが、医科と連携することで他の視点も総合的に評価が可能となる。今後の展望としては、近年、口腔筋機能療法を診療に取り入れている歯科医院も増えてきている背景から、調査研究が進んで呼吸拡大・閉鎖筋の機能が数値評価されるようになると、上気道の代償性や不安定性も評価できる可能性があり、歯科で気道を総合的に評価できる日を期待したい。

【参考文献】
1) Wellman A, Eckert DJ, Jordan AS, Edwards BA, Passaglia CL, Jackson AC, et al: A method for measuring and modeling the physiological traits causing obstructive sleep apnea. J Appl Physiol (1985), 2011; 110: 1627-1637.
2) Wellman A, Edwards BA, Sands SA, Owens RL, Nemati S, Butler J, et al: A simplified method for determining phenotypic traits in patients with obstructive sleep apnea. J Appl Physiol (1985), 2013; 114: 911-922.
3) 駒田陽子, 井上雄一（編）子供の睡眠ガイドブック―眠りの発達と睡眠障害の理解―. 朝倉書店, 東京, 2019.
4) 中田誠一: 鼻閉と睡眠時無呼吸症候群について. 日鼻誌, 50(1): 101-103, 2011.

Chapter 1 — 14 有病者歯科と睡眠

歯科と睡眠 / Y.SASAO

グゴー、グゴー

〇〇さん、眠たいですか？

いえ、起きていますよ〜

夜、目が覚めることがよくありますか？

はい、よく目が覚めますね〜

食事でむせることはないですか？

あ〜、ときどきありますね。年のせいですかね……？

う〜ん、何かご病気が隠れているかもしれません

睡眠からわかる隠れた全身疾患

通常の診療で疾患を見つけることがある。筆者が見つけた4つのケースを紹介したい。

◆ケース1

メインテナンス中にいびき音を聴取した。高齢者であり、待合室から診療室に入るまでも体の動作がゆっくりで、小刻み歩行が認められていた。家族からは、食事も動作が遅く、食べるのに時間がかかる、ときどきむせることがあるとの訴えがあった。問診では夜中によく目が覚めるとのことであった。いびき音をよく聴取すると、声帯が震えるような喘鳴音であり、覚醒状態でも音が出ていた。パーキンソン症状や覚醒中の声帯音から神経筋疾患を疑い、神経内科に紹介したところ、多系統萎縮症（MSA）（図1）[1]と診断された。声帯外転麻痺による窒息突然死のリスク（表1）もあるため、主治医からは気管切開も打診されていたが、声を失うことにもなるため拒否していた。約半年後に窒息によりご逝去された。

◆ケース2

メインテナンス中にいびき音を聴取した。うとうとと眠っている様子である。顔貌を観察すると、顎が小さめでやや肥満気味、相対的に舌が肥大していた。覚醒させて問診をとると「日中ぼーっとしており、よく眠くなる」とのこと。睡眠検査を勧めたところ、医科医療機関にて重度の閉塞性睡眠時無呼吸（OSA）（表2、3）[2,3]と診断された。CPAP治療を開始したところ、劇的に日中眠気が改善した。「これまでの睡眠はいったい何だったのだ？と不思議に思うくらい別世界に入ったような感覚です！」と、第1発見者である歯科衛生士に感謝していた。

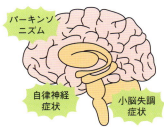

初期の症候がどのようなものかにより、以下のように称される

① パーキンソニズムが主体　→→→→　線条体黒質変性症
② 自律神経障害が主体　　→→→→　シャイ・ドレーガー症候群
③ 小脳性運動失調が主体　→→→→　オリーブ橋小脳萎縮症

いずれも進行するとこれら三大症候は重複していき、画像診断でも脳幹と小脳の萎縮や線条体の異常などの所見が認められ、かつ組織病理も共通していることから多系統萎縮症と総称される。

図❶　多系統萎縮症とは（参考文献[1]より引用改変）

表❶　多系統萎縮症の症状（参考文献[1]より引用改変）

①パーキンソニズム	筋強剛、無動、姿勢反射障害、進行が速く抗パーキンソン病薬が効きにくい
②自律神経症候	起立性低血圧、排尿障害、勃起障害（男性）、発汗障害、呼吸障害（睡眠時の喘鳴や無呼吸、呼吸リズム障害など）※
③小脳性運動失調	起立歩行時のふらつき

※呼吸障害の原因として声帯外転障害があり睡眠時の喘鳴や無呼吸が出現する。また、呼吸中枢の障害によるものもあり気管切開しても突然死の可能性がある

表❷ 睡眠時無呼吸の臨床症状

他覚症状	自覚症状
・いびき ・睡眠中の呼吸停止	・日中の眠気、疲労感 ・睡眠中の息苦しさ、中途覚醒、不眠 ・夜間頻尿 ・起床時の熟睡感の欠如、倦怠感、頭痛

表❸ ICSD-3 [3] による成人 OSA の診断基準。（A かつ B）または C の場合、基準を満たす

A．以下に示す状態が1つ以上存在する
1．患者が、眠気や爽快感のない睡眠、疲労感、または不眠症状を訴える 2．患者が呼吸停止、喘ぎ、または呼吸困難感で覚醒する 3．ベッドパートナーや他の人が、患者の睡眠中に習慣性のいびき、呼吸中断、またはその両方を確認する 4．患者が高血圧、気分障害、認知機能障害、冠動脈疾患、脳血管障害、うっ血性心不全、心房細動、もしくは2型糖尿病と診断されている

B．PSG もしくは OCST により以下の所見を示す
PSG においては睡眠1時間あたり、OCST においては検査時間1時間あたりで、5回以上のおもに閉塞性の呼吸イベント（無呼吸、低呼吸、もしくは RERA）を認める

もしくは

C．PSG もしくは OCST により以下の所見を示す
PSG においては睡眠1時間あたり、OCST においては検査時間1時間あたりで、15回以上のおもに閉塞性の呼吸イベント（無呼吸、低呼吸、もしくは RERA）を認める

PSG：終夜睡眠ポリグラフ検査、OCST：検査室外で行われる睡眠検査、RERA：呼吸努力関連覚醒反応

◆ケース3

歯科診療中によくうとうとと眠ることが多いため、きちんと睡眠がとれているか問診したところ、夜になると足がむずむずして眠れない、途中で目が覚めてしまうなどで睡眠不足に陥っているとのこと。レストレスレッグス症候群（むずむず脚症候群）（RLS）（図2）[4] を疑って内科を紹介したところ、投薬により改善した。「長年こんなものだと思っていたが、治療できてよかったです」と喜んでおられた。

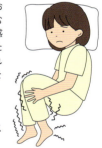

夕方から深夜にかけて、おもに下肢の不快感（むずむずする、虫が這うような感覚などにより足を動かしたり掻いたりせずにはいられなくなる）により、不眠をきたす睡眠関連運動障害

図❷ レストレスレッグス症候群とは

◆ケース4

パーキンソン病を有する患者の在宅歯科治療において、睡眠に関する問診を取ったところ、家族であるベッドパートナーが「横で眠っているときに殴られたりしてたいへんでしたよ。病院を受診して夜寝る前に薬を飲むようになってから落ちつきましたけど」と聴取した。おそらく REM 睡眠行動異常症（RBD）であったと推察されたため、パーキンソン病に合併する睡眠障害の話をしたところ、「そういうことだったんですね」と納得された様子であった。RDB は将来的にパーキンソン病の発症と関係することが報告されており[5,6]、逆に、パーキンソン病の15～59％に RDB を合併していることが報告されている[7]。他にも、パーキンソン病では日中の眠気、RBD、RLS、睡眠時無呼吸（SA）などの種々の睡眠関

14 有病者歯科と睡眠

表❹ パーキンソン病に合併する睡眠障害

日中の眠気（Excessive daytime sleepiness; EDS）
レム期睡眠行動異常症（REM sleep behavior disorder; RBD）
下肢静止不能症候群（Restless legs syndrome; RLS）
睡眠時無呼吸（Sleep apnea; SA）

表❺ パーキンソン病特有の睡眠評価スケール

	とても多い	多い	ときどき	ほとんどない	まったくない
	週6〜7回	週4〜5回	週2〜3回	週1回	
1．先週、よく眠れましたか？	☐0	☐1	☐2	☐3	☐4
2．夜、寝つきの悪い日がありましたか？	☐4	☐3	☐2	☐1	☐0
3．夜中に目が覚めることがありましたか？	☐4	☐3	☐2	☐1	☐0
4．夜、睡眠を妨げる腕や脚の落ち着かない不快な感じはありましたか？	☐4	☐3	☐2	☐1	☐0
5．夜中に手足を動かしたくて眠れないことがありましたか？	☐4	☐3	☐2	☐1	☐0
6．夜中に不快な夢で悩まされることがありましたか？	☐4	☐3	☐2	☐1	☐0
7．夜中に幻覚（実在しないものが見えたり聞こえたりすること）があって困ることはありましたか？	☐4	☐3	☐2	☐1	☐0
8．夜トイレに起きましたか？	☐4	☐3	☐2	☐1	☐0
9．夜中に寝返りや動くことができなくて寝苦しいことがありましたか？	☐4	☐3	☐2	☐1	☐0
10．夜中に手足が痛くなり目が覚めることがありましたか？	☐4	☐3	☐2	☐1	☐0
11．夜中に手足の筋肉が引きつって目が覚めることがありましたか？	☐4	☐3	☐2	☐1	☐0
12．寝ていて手足が動かず、痛くて、朝早く目が覚めることがありましたか？	☐4	☐3	☐2	☐1	☐0
13．目が覚めたとき手足が震えることがありましたか？	☐4	☐3	☐2	☐1	☐0
14．朝、目が覚めた後も痺れと眠気がありましたか？	☐4	☐3	☐2	☐1	☐0
15．夜中にいびきや息苦しさのために目が覚めることがありましたか？	☐4	☐3	☐2	☐1	☐0

各項目の症状に対する頻度を点数化する。
運動症状による問題は4、5、6、12、13項目の合計、
PD の夜間症状による問題は7、9、10、11、15項目の合計、
睡眠障害による問題は1、2、3、8、14項目の合計で評価する。
Poor Sleeper の検出には15点以上、臨床的に問題となる睡眠障害の検出には18点以上のカットオフ値が有用であるとされる。

連疾患が合併することがあり（**表4**）、パーキンソン病特有の睡眠評価スケール（**表5**）を用いて睡眠の問題を検出することができる[8]。歯科診療ではパーキンソン病患者に対して、On-Off 日内変動、姿勢や誤嚥の注意、不顕性誤嚥、味覚障害、食塊形成障害などの摂食嚥下領域において留意されることが多いと思われるが、睡眠領域にも着目したい。

以上のように、いびき、日中眠気、睡眠というキーワードにより、診療の質をより高めることができる。

【参考文献】
1）難病情報センター：公益財団法人難病医学研究財団（厚生労働省補助事業）ホームページ
2）睡眠時無呼吸症候群（SAS）の診療ガイドライン作成委員会（編：睡眠時無呼吸症候群（SAS）の診療ガイドライン2020．日本呼吸器学会、厚生労働科学研究費補助金難治性疾患政策研究事業「難治性呼吸器疾患・肺高血圧症に関する調査研究」班監修．南江堂、東京、2020．
3）American Academy of Sleep Medicine：International classification of sleep disorders, ed 3, Darien, IL, 2014.
4）鈴木圭輔：レストレスレッグス症候群の神経治療学．神経治療、38：499-502、2021．
5）Schenck CH, Boeve BF, Mahowald MW: Delayed emergence of a parkinsonian disorder or dementia in 81% of older men initially diagnosed with idiopathic rapid eye movement sleep behavior disorder: a 16-year update on a previously reported series. Sleep Med, 14(8): 744-748, 2013.
6）RB Postuma, JF Gagnon, M Vendette, ML Fantini, J Massicotte-Marquez, J Montplaisir: Quantifying the risk of neurodegenerative disease in idiopathic FEM sleep behavior disorder. Neurology, 14; 72(15): 1296-300, 2009.
7）De Cock VC, Vidailhet M, Arnulf I: Sleep disturbances in patients with parkinsonism. Nat Clin Pract Neurol, 4(5): 254-266, 2008.
8）Suzuki K, Miyamoto M, Miyamoto T, et al: Nocturnal disturbances and restlessness in Parkinson's disease: using the Japanese version of the Parkinson's disease sleep scale2. J Neurol Sci, 318: 76-81, 2012.

Chapter 1 歯科と睡眠

15 K.FUJIMAKI 鼻疾患と睡眠

 あれ？ 風邪ひかれました？

 いえ、そんなことないですけど、どうかしましたか？

 いえいえ、鼻声でしたので……鼻炎とかおもちでしたっけ？

 季節性のアレルギーはありましたね。あとたまにハウスダストや黄砂も反応するみたいです

 耳鼻咽喉科で処置してもらっていますか？

 いやいや、そんな大げさにしなくてもいいかなぁって……

 実は放っておいてもいいことないのが鼻の疾患なんですよ〜

 そうなんですか？ でもそのうち治っちゃってるし……

 意外にみなさん、鼻炎に対して意識低いんですよね……でもそれが口呼吸などに関係あるとしたらどうでしょう？

放置しがちな鼻疾患

　鼻疾患は小児、成人を問わず、睡眠にさまざまな影響を及ぼす可能性がある。

　たとえば、鼻閉や睡眠呼吸障害、いびきなど呼吸機能の障害、嚥下機能の障害、構音機能の障害などが挙げられる。また小児の場合、顎顔面骨形成の障害、成長障害、高次脳機能障害、循環器障害、胸郭の変形、夜尿など全身への種々の影響も出現し、成長発育に関する問題となる。治療が遅れると不可逆的な障害となる可能性があり、また障害が残れば成人の睡眠呼吸障害の一因となる可能性があるため、早期治療が重要となる[1]。

　鼻疾患に関しては、歯科でもX線撮影でその可能性を知ることができる。通常、X線写真を撮ると、空洞は黒い透過像として、骨は白い不透過像として写る。そのため、正常な副鼻腔は空洞なので、本来は透過像として写る。しかし、上顎洞炎を含めた副鼻腔炎になった場合、粘膜が腫れたり、膿が溜まって空洞を埋めてしまうと、X線写真を撮った際に不透過像として写る。副鼻腔炎と紛らわしい他の病気（副鼻腔内の腫瘍など）もあるので、医科と連携し、CTやMRI検査を行うことをお勧めする。

·······• 詳細は P.60参照

◆鼻の特徴

　鼻呼吸には以下の4つの機能がある。

①濾過機能

　ヒトは1日に1〜2万Lの空気を吸うといわれている。その際、鼻腔の粘膜層と粘膜層の繊毛は吸気中のごみやほこり、細菌、ウイルス、花粉などを濾過し、肺にきれいな空気を供給する。対象物が直径3〜5μmであれば80%、直径2μmであればその60%を取り除くといわれている。ちなみに花粉は20〜40μmである。繊毛は6mm／分の速さで喉の奥に異物を送り込み、胃酸で異物や花粉を消化してしまう。口呼吸では花粉などの異物はそのまま喉や肺に入ってしまうため、アレルギー発症の原因となるといわれている。

②加温加湿機能と脳冷却機能

　鼻腔の粘膜は甲介（ひだ）という襞により、その表面積を4倍に広くしている。表面積を増やすことにより肺に送り込まれる空気の温度と湿度（温度37℃、湿度100%）を調整しやすくし、ガス交換の効率を上げている。また、鼻腔粘膜は毛細血管に富んでおり、海綿静脈洞構造をもち、腫脹、収縮して粘膜の厚みをコントロールし、空気の流量を制御する。鼻腔、副鼻腔の血液の温度が下がることで、脳内の温度も下げることができる。鼻呼吸と口呼吸で比較した場合、水蒸気圧は鼻呼吸が口呼吸に優る（図1）。

水蒸気圧の比較
　吸気：鼻呼吸 ＞ 口呼吸（2mmHg）
　呼気：鼻呼吸 ＞ 口呼吸（7mmHg）

図❶　吸気と呼気の水蒸気圧比較（参考文献[2]より引用改変）

表❶　睡眠への影響がある代表的な鼻疾患

状況	影響	症状	対処法
鼻づまり	通気道の狭窄や閉塞により、正常な鼻呼吸を妨げる。これが睡眠時に口呼吸を引き起こし、口腔乾燥を招く。また、酸素供給が減少しやすくなり、SAリスクが増加する	口呼吸、喉の痛み、口腔乾燥、睡眠中の目覚めなど	原因により治療法が異なるが抗ヒスタミン薬、鼻洗浄や鼻スプレー、加湿器の使用などが一般的な対処法。鼻中隔の偏りや鼻ポリープなどが原因の場合は手術を検討
副鼻腔炎	鼻づまり、頭痛、咳などの症状を引き起こす。鼻の副鼻腔に炎症が起こる状態で、これが夜間の睡眠を妨げ、とくに仰向けで寝ることが難しいことがある	鼻づまり、頭痛、喉の痛み、咳、疲労感、睡眠中の呼吸困難など	抗菌薬や抗炎症薬が処方されることがある。鼻洗浄、加湿器の使用、副鼻腔ドレナージを促進するためのポジショニングなども効果的。慢性的な副鼻腔炎には手術が必要な場合もある
鼻中隔偏りと低呼吸	鼻中隔が偏っていると、鼻腔の通気性が低下し、低呼吸のリスクが増加	鼻づまり、頭痛、鼻出血、低い呼吸量など	鼻中隔の偏りが症状を引き起こしている場合は、手術を検討
鼻甲介肥大と低呼吸	鼻甲介の肥大が通気性を妨げ、低呼吸のリスクを増加させることがある	鼻づまり、鼻出血、低い呼吸量など	軽度の場合は鼻スプレーなどが処方されることがある。重症な場合は手術が必要な場合もある

③抵抗器機能

　日中の気道の抵抗値は鼻呼吸も口呼吸も同様だが、睡眠中は鼻呼吸のほうが気道抵抗値は低くなるため、呼吸が楽になる。複雑な甲介による鼻腔抵抗により、時間をかけた吸い込みができ、胸郭を広げる筋肉が活性化し吸い込む力が増加する。そして、胸郭内の圧力は低下し、肺胞の血流量は増加する。呼気時には鼻腔抵抗があるため空気が肺胞内に長く留まり、ガス交換の時間が延長される。鼻からの呼吸は口からの呼吸に比べて回数や換気量も多くなる。

④肺の血流量を増やす機能

　鼻腔、副鼻腔の粘膜からは多量の一酸化窒素が産生される。一酸化窒素は肺の血管を拡張するので、酸素の取り込みが促進される。口呼吸ではこの作用はなく、口呼吸は鼻呼吸より酸素の取り込み率が低くなると考えられている。

◆鼻の疾患

　鼻疾患がある場合の睡眠への影響などを表1に示す。これらの鼻疾患が低呼吸を引き起こす場合、重症な睡眠時無呼吸（SA）の可能性も考えられる。

◆口呼吸に気をつけよう

　表1からもわかるように、鼻づまりや副鼻腔炎は、鼻呼吸を妨げ、口呼吸を促進する可能性がある。これが睡眠時および起床時の口呼吸による口腔乾燥を引き起こし、睡眠の

表❷　口呼吸のデメリット

呼吸器系の病気や風邪のリスクが上がる
口腔内が乾燥し、着色・う蝕・歯周病・口臭の原因になる
口唇力や口輪筋の低下から歯列不正に影響し、顔貌や噛み合わせが悪化する
睡眠時無呼吸やいびきのリスクが高まる
顔のたるみやほうれい線の原因になる
集中力や成長に悪影響を及ぼす
アレルギー性の病気のリスクが上がる

表❸　口呼吸の特徴的な所見（参考文献[3]より引用改変）

口唇乾燥	乾燥した空気の通過による口唇のひび割れ、出血
口臭	口腔内細菌叢の乱れ
起床時の口腔不快感	口が開き口腔が乾燥する
口呼吸線	歯肉の腫脹部位と正常部位の境界が明瞭となる
堤状隆起	口蓋側歯肉の腫脹
口蓋の深いアーチ	アデノイド様顔貌
口唇閉鎖不全	開口時オトガイの梅干し状のしわ

【参考文献】

1) 臼井智子，増田佐和子：あなどれない扁桃・扁桃周囲病変の診断と治療，扁桃肥大が全身的に与える影響―小児例を中心に―．ENTONI，220：73-79，2018.

2) Primiano FP Jr, Saidel GM, Montague F W Jr, Kruse K L, Green C G, Horowitz J G: Water vapour and temperature dynamics in the upper airways of normal and CF subjects. Eur Respir J, 1(5): 407-414, 1988.

3) 小林重行，加藤照，小栗威，石塚正弘，石川純：学童における口呼吸徴候の調査（第1報），日本歯周誌，16(1)：328-334，1974.

4) 池田このみ，千葉伸太郎：子どもの睡眠・呼吸障害―病態・合併症・治療―　小児鼻呼吸障害の睡眠および成長への影響，ENTONI，230：38-46，2019.

質を低下させていることがある。口呼吸のデメリットを**表2**に示す。

　また、ポカン口と呼ばれる口唇閉鎖不全の状態に対して注意喚起や鼻呼吸の指導を行っていたが、コロナ禍を経てマスク生活の定着と同時にマスクによる口呼吸の患者が激増した。

　鼻呼吸は酸素不足を解消し、血中酸素濃度をアップさせるが、口呼吸は体温を含んだ二酸化炭素を吐き出すため、体を冷やすことが考えられる。そのため、運動時では口呼吸により酸素摂取量が足りない場合がある。

　口呼吸の特徴的な所見には、**表3**を参考にしてほしい。加えて、口腔内診察時の<mark>ミラーの曇り</mark>などは、明確にわかりやすいので、確実に診ることをお勧めする。

　そして、鼻呼吸障害は小児閉塞性睡眠時無呼吸（小児OSA）のリスクファクターである[4]。小児の場合、鼻疾患によって鼻腔抵抗値は上昇し、上気道抵抗を引き起こすので、下顎の後退や上顎の発育抑制を来す可能性があるといわれている。小児OSAの鼻呼吸障害に対する早期介入と継続治療を心がけ、将来的な成人OSA発症予防を考慮したマネジメントが重要といえる。

●詳細は P.28、P.34参照

Chapter 1 歯科と睡眠

16 高齢者歯科と睡眠
Y.SASAO

 十分に眠れていますか？

最近、なかなか長い時間眠れなくなってるんですよ

 どれくらい睡眠をとっているんですか？

5～6時間で目が覚めちゃうんですよ。昔はもっと寝れていたのに

 途中で目が覚めることはないですか？

日によりますが、目が覚めることもあります。ちょっとした物音とかですぐ目が覚めて、浅い眠りになっているみたいで……寝た気がしないですね

 加齢による変化もあるかもしれませんよ

高齢者の睡眠状況の評価で全身の健康管理が可能に

　年齢によって睡眠時間は変化していく。加齢によって睡眠時間は短くなっていき、深い睡眠もしづらくなっていく（図1）[1,2]。動物種によって睡眠時間はさまざまであるが、基本的には活動量に応じて睡眠時間が長くなる傾向がある。睡眠は覚醒中に蓄積した疲労を回復する役割があり、そもそも活動量が減ってきた高齢者の睡眠時間が短くなるのは妥当であるといえる。そのため、朝早く目が覚めること自体を問題視する必要はない。また、加齢により体温調節機構が衰えて寝つきが悪くなったり、中途覚醒が増えたりするようになる（図2）[2]。これらの事実を知らずに悩んでいる高齢者も散見されるため、正しい知識を提供して杞憂とならぬように指導していくのもわれわれの大切な役目である。

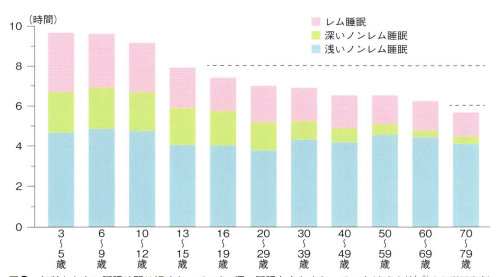

図❶　加齢とともに睡眠時間は短くなっていき、深い睡眠も少なくなっていく（参考文献[1,2]より引用改変）

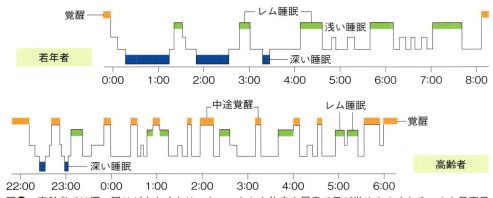

図❷　高齢者では深い眠りが少なくなり、ちょっとした物音や尿意で目が覚めやすくなる。また早寝早起きの傾向が認められる（参考文献[2]より引用改変）

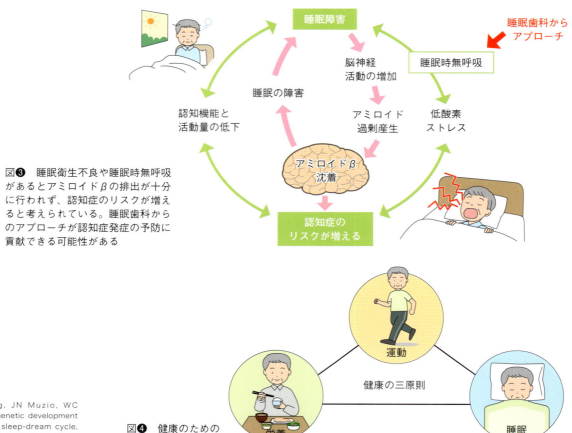

図❸ 睡眠衛生不良や睡眠時無呼吸があるとアミロイドβの排出が十分に行われず、認知症のリスクが増えると考えられている。睡眠歯科からのアプローチが認知症発症の予防に貢献できる可能性がある

図❹ 健康のための3要素（厚生労働省）

3つのバランスを保つことが大切!!

【参考文献】
1) HP Roffwarg, JN Muzio, WC Dement: Ontogenetic development of the human sleep-dream cycle, Science, 29;152(3722): 604-619, 1966.
2) 厚生労働省：e-ヘルスネット、高齢者の睡眠、生活習慣病予防のための健康情報サイト
3) Bateman RJ, Xiong C, Benzinger TL, Fagan AM, Goate A, Fox NC, et al: Clinical and biomarker changes in dominantly inherited Alzheimer's disease. N Engl J Med, 367 (9) : 795-804, 2012.
4) Xie L, Kang H, Xu Q, Chen MJ, Liao Y, Thiyagarajan M, et al: Sleep drives metabolite clearance from the adult brain. Science(New York, NY), 342 (6156): 373-377, 2013.
5) Rasmussen MK, Mestre H, Nedergaard M: The glymphatic pathway in neurological disorders. The Lancet Neurology, 17(11): 1016-1024, 2018.
6) Lucey BP: It's complicated: The relationship between sleep and Alzheimer's disease in humans. Neurobiol Dis, 144: 105031, 2020.
7) 厚生労働省：新・健康生活のススメ．厚生労働省ホームページ，2012.
8) 日本歯科医学会：口腔機能低下症に関する基本的な考え方．日本歯科医学会ホームページ，2024．
9) 日本摂食嚥下リハビリテーション学会医療検討委員会：摂食嚥下障害の評価．日本摂食嚥下リハビリテーション学会ホームページ，2019．

◆アルツハイマー型認知症とのかかわり

睡眠には、脳内の老廃物を排出する役割があることが示唆されている。脳内にアミロイドβやタウタンパク質が蓄積することで脳萎縮が生じてアルツハイマー型認知症が発症するといわれているが[3]、睡眠時間の不足・過多、概日リズム睡眠・覚醒障害、閉塞性睡眠時無呼吸などによって良好な睡眠が妨げられると、老廃物の排出・除去が有効に働かず、アルツハイマー型認知症の発症に関係するとも考えられている（図3）[4〜6]。歯科医院においても睡眠衛生や睡眠時無呼吸治療の立場から、アルツハイマー型認知症の発症予防を支援できるとしたらその意義は大きい。

◆適切な睡眠の評価で充実した口腔機能管理が実現

厚生労働省は、健康のためには栄養・睡眠・運動の3要素が大切であると唱えている（図4）[7]。日中のパフォーマンスを十分に発揮したり、口腔機能を健常に働かせるためにも、睡眠は重要である。歯科医院では、口腔機能低下症や摂食嚥下障害などを診断する際に、口腔の運動機能や全身の栄養状態などを評価していくが（図5）[8,9]、睡眠状況の評価も加われば、より的確に全身の健康状態を把握できると思われる。逆に、睡眠の知識があれば、歯科的立場からより充実した口腔機能管理ができるともいえるだろう。

図❺ 口腔機能の評価項目。口腔機能低下症や摂食嚥下障害では、口腔の運動機能や全身の栄養状態などを評価していく。これらに加えて睡眠の状況も評価できれば、より的確に全身の健康状態を把握し、有効な指導を行うことができるだろう

身体と睡眠

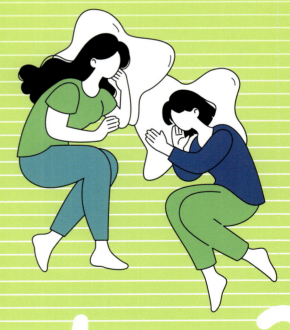

Chapter 2

栄養と睡眠

Chapter 2 身体と睡眠 / 01 K.FUJIMAKI

最近、どんなものを食べていますか？

最近……ですか？
歯に影響の少ない、
軟らかいものを食べています……

具体的にはどんなものでしょうか？

そうですね……
おうどんやおかゆ、あとは
インスタント食品ですかね……

お肉やお魚は食べていないんですか？

いや、面倒なんで……
火を使うものは怖いですし……

あ、それはちょっと残念な状況だなぁ……
栄養が偏りませんか？

え？　そうかもしれませんけど……

適切な栄養摂取でよく眠れるようになりますよ

睡眠にも適切な栄養が必要！

　栄養と睡眠は密接な関係があり、食事の内容や栄養状態が睡眠の質や健康に影響を与えることが知られている。まずはバランスの取れた食事が睡眠によい影響を与えることが示唆されている。個々の体質や健康状態に合わせて、適切な栄養を摂りながら、健康的な睡眠習慣を心がけることが重要である。

　適切なタイミングでの食事は、睡眠の質に大きく影響する。

　まず朝食をしっかり摂ることで体内時計が調整され、一日のリズムを整えることに役立つ。これは良質な睡眠の維持に繋がる。

　一方で、夕食は就寝の3時間前までに済ませることが理想である。これにより、胃腸の負担を軽減し、寝つきをよくする。寝る直前の重い食事は、消化に多くのエネルギーが必要となるため、消化の負担を増やし眠りの質を低下させる。そのため、寝る2〜3時間前に軽い食事を摂るとリラックスしやすくなり、深い眠りに入りやすくなる。

　たとえば、トリプトファンを含む食品を夕食に摂取すると、夜間のリラックス効果が高まる。そのため、豆類や乳製品、ナッツ類を使った料理を夕食に取り入れるのがお勧めである。また、バナナやほうれん草は軽い夜食としても適している。夜間の水分補給には、ハーブティーや温かい牛乳がお勧めである。

①**メラトニンの調整**：メラトニンは睡眠を調節するホルモンで、夜間に分泌が増加する。　　　● 詳細は P.102参照
　　トリプトファンと呼ばれるアミノ酸は、セロトニンからメラトニンへの変換に関与している。
　　トリプトファンを多く含む食品（例：乳製品、ナッツ、シーフード）を摂取することで、
　　メラトニンの生成をサポートできる。

②**血糖値の安定**：食事による急激な血糖値の上昇や下降は、夜間の血糖値の不安定さを
　　引き起こす可能性がある。安定した血糖値は睡眠中の中途覚醒を減少させ、より安定
　　した睡眠を促進する。低 GI（糖質指数）の食品や食物繊維が多い食事が、血糖値の
　　急激な上昇を防ぐので、食物繊維やタンパク質を含むバランスの取れた食事が重要で
　　ある。

③**カフェインとアルコールの摂取**：カフェインやアルコールの摂取は、睡眠に悪影響を与　　　● 詳細は P.110参照
　　えることがある。これらの刺激物質は興奮作用があり、就寝前の摂取は中途覚醒や浅
　　い睡眠を引き起こすことがある。

④**ミネラルの役割**：一部のミネラルは神経系や筋肉の機能に関与しており、不足すると不
　　安定な睡眠や筋肉のけいれんが生じる可能性がある。とくにマグネシウムやカルシウムは、
　　睡眠に寄与するミネラルとされている。

⑤**ビタミン B 群**：エネルギー代謝に関与し、不足すると疲労感や不眠感が生じる可能性
　　がある。とくにビタミンB6はセロトニンとメラトニンの合成にも関与している。

⑥**適切な水分摂取**：就寝前の過剰な水分摂取は夜中にトイレに起きやすくする。適切な

水分バランスを保つために、利尿作用の有無、量、タイミングを考慮して摂取する必要がある。

◆カフェインは悪モノか

カフェインは中枢神経刺激薬であり、摂取することで覚醒感や注意力の向上が期待される。つまり、適切なタイミングや量を守らないと、睡眠に対して悪影響を及ぼすこととなる。

1．カフェインと睡眠の関係

①**睡眠の妨げ**：カフェインは摂取後約15〜30分で効果が現れ、その半減期は約3〜5時間である。そのため、就寝前にカフェインを摂取すると、入眠が難しくなり、睡眠の質が低下する可能性があるが、昼寝時にうまく利用すると眠気の覚醒に役立つといわれている。

②**深い睡眠の影響**：カフェインはおもに浅い睡眠を増加させる傾向があり、深い睡眠の割合を減少させることが知られている。これにより、寝ている間のリフレッシュ効果が低下する可能性がある。

2．カフェインの効果

①**覚醒作用**：カフェインは脳内のアデノシン受容体に働きかけ、アデノシンの作用をブロックする。アデノシンは覚醒の妨げとなる物質であり、これを抑制することで覚醒感を得られる。

②**注意力と認知機能の向上**：カフェインは注意力や認知機能を向上させ、一時的なエネルギーの刺激をもたらす。

◆カフェインの摂取に関する注意点

①**就寝前の摂取を避ける**：就寝前にカフェインを摂取することは避け、とくに寝る3〜5時間前から控えるとよい。

②**摂取量の管理**：個人差があるが、摂取量とタイミングに気をつけ、適度な量を守ることが重要。通常、1日の摂取量として推奨されるのは、400mg以下である。

カフェインの種類と含有量は表1を参照

③**個人の感受性を考慮**：カフェインの効果は個人差があるため、自身の体調や寝つきに注意を払いながら摂取するとよい。

カフェインが睡眠に与える影響を理解したうえで、量やタイミングを適度に管理し、摂取することが大切である。

◆ミネラルのもたらすもの

ミネラルは体内のさまざまな生理的機能に関与し、そのなかには睡眠に影響を与えるものもある。

1．マグネシウム

• **役割と摂取源**：マグネシウムは神経の正常な機能、筋肉の緊張の調整、エネルギー代謝に重要。おもな摂取源には種子、ナッツ、豆類、全粒穀物、緑黄色野菜がある。

• **睡眠への影響**：マグネシウムの不足は不安感やストレス感を引き起こし、これが睡眠の

表❶ 食品中のカフェイン含有量

食品名	カフェイン濃度	備考
コーヒー（浸出液）	60mg／100mL	浸出法：コーヒー粉末10g／熱湯150mL
インスタントコーヒー（粉末）	4.0g／100g	顆粒製品2g使用した場合、1杯当たり80mg
玉露（浸出液）	160mg／100mL	浸出法：茶10g／60℃　60mL　2.5分
せん茶（浸出液）	20mg／100mL	浸出法：茶10g／90℃　430mL　1分
抹茶（粉末）	3.2g／100g	お湯70mLに粉末1.5gを溶解した場合、カフェイン含有量48mg
ほうじ茶（浸出液）	20mg／100mL	浸出法：茶15g／90℃　650mL　0.5分
玄米茶（浸出液）	10mg／100mL	浸出法：茶15g／90℃　650mL　0.5分
ウーロン茶（浸出液）	20mg／100mL	浸出法：茶15g／90℃　650mL　0.5分
紅茶（浸出液）	30mg／100mL	浸出法：茶5g／熱湯360mL　1.5〜4分
普通のチョコレート	25〜36mg／100g	製品により異なる
高カカオチョコレート	68〜120mg／100g	製品により異なる
エナジードリンクまたは眠気覚まし用飲料（清涼飲料水）	32〜300mg／100mL	1本当たり36〜150mg（製品により異なる）

【参考】
- コーヒー、インスタントコーヒー、紅茶、せん茶は、農林水産省HPより
- 普通のチョコレート、高カカオチョコレートは、高カカオをうたったチョコレート（報告結果）、国民生活センターHPより
- エナジードリンクまたは眠気覚まし飲料（清涼飲料水）は、市販11製品の成分表示など（2015年12月22日）※農林水産省HPより

妨げになることがある。マグネシウムの摂取が不足すると、不眠症や浅い睡眠のリスクが高まる可能性がある。

2．カルシウム

- **役割と摂取源**：カルシウムは骨や歯の形成に関与し、神経の興奮性を調整する。おもな摂取源には乳製品、魚介類、豆腐、堅果がある。

- **睡眠への影響**：カルシウムは体内のセロトニン生成に寄与し、これがメラトニンとなることで睡眠の質が向上するとされている。カルシウムの不足が神経興奮性を増加させ、入眠を妨げる可能性がある。

3．鉄

- **役割と摂取源**：鉄はヘモグロビンの主成分であり、酸素の運搬に関与する。鉄のおもな摂取源には赤身の肉、魚介類、豆類、全粒穀物がある。

- **睡眠への影響**：鉄の不足は貧血を引き起こし、これが疲労感や不眠症の原因となる可能性がある。

4．亜鉛

- **役割と摂取源**：亜鉛は免疫機能の維持や細胞の分裂に必要。おもな摂取源には肉類、魚介類、豆類、穀物がある。

- **睡眠への影響**：亜鉛の不足は免疫機能の低下を招き、これが睡眠の質に影響を与える可能性がある。

5．カリウム

- **役割と摂取源**：カリウムは細胞内の水分や電解質のバランスを維持し、神経伝達に関

与する。おもな摂取源にはバナナ、ジャガイモ、ヨーグルトがある。

- **睡眠への影響**：カリウムが不足すると筋肉の収縮が乱れ、これが不安感や不眠の原因となる可能性がある。

◆ビタミンのもたらすもの

ビタミンは体内のさまざまな生理的プロセスに関与し、そのなかには睡眠にも影響を及ぼすものがある。

1．ビタミン D

- **役割と摂取源**：ビタミン D はカルシウムの吸収や免疫機能の維持に重要。太陽光（20分程度の散歩など）や食品（魚、卵、キノコなど）から摂取できる。
- **睡眠への影響**：ビタミン D が不足すると、睡眠の質が低下する可能性がある。ビタミン D のサプリメントは、不足している場合に補充する手段となる。

2．ビタミン B 群（とくに B_6、B_9、B_{12}）

- **役割と摂取源**：ビタミン B 群はエネルギー代謝や神経系の正常な機能に必要である。B_6（ピリドキシン）、B_9（葉酸）、B_{12}（コバラミン）が睡眠に関連がある。豚肉、鶏肉、豆類、魚、卵などがよい摂取源となる。
- **睡眠への影響**：ビタミン B_6はセロトニンとメラトニンの合成に関与し、B_9とB_{12}は神経系の健康をサポートする。これらのビタミンが不足すると、不眠症や睡眠障害のリスクが増加する可能性がある。

3．ビタミン C

- **役割と摂取源**：ビタミン C は免疫機能をサポートし、抗酸化作用をもっている。おもに果物（オレンジ、イチゴ）、野菜（ピーマン、ブロッコリー）から摂取できる。
- **睡眠への影響**：免疫機能をサポートするビタミン C は、風邪や病気からくる不快感を軽減し、良好な睡眠に寄与することがある。

4．ビタミン E

- **役割と摂取源**：ビタミン E は抗酸化作用をもち、細胞を守る働きがある。おもに種子、ナッツ、葉野菜などから摂取できる。
- **睡眠への影響**：抗酸化作用によりビタミン E は炎症を軽減し、安定した睡眠をサポートする可能性がある。

◆アミノ酸のもたらすもの

- **グリシン**

就寝前にグリシンまたは対照食を摂取してもらい、翌朝の「睡眠の満足度」を調査した結果、グリシンを摂取したときのほうが、睡眠の満足度が高いこと[1]が報告されている（**図1**）。

また、翌日の「作業効率」と「眠気」を調査した結果、グリシンを摂取したときのほうが、翌日の日中の疲労感や眠気が軽くなり、パソコンを使った作業の効率もアップするこ

01 栄養と睡眠

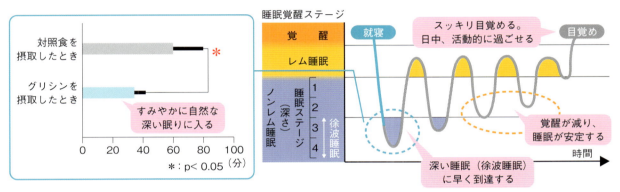

図❶ グリシンによる睡眠の満足度の比較（参考文献[1]より引用改変）

図❷ 消灯後に深い睡眠（徐波睡眠）に達するまでにかかった時間とグリシン摂取による「質のよい睡眠」の特徴（参考文献[1]より引用改変）

と[2]も報告されている。

　さらには、グリシンを摂取したときのほうが、「徐波睡眠」によりすみやかに到達すること[1]が報告されている。グリシンは深い眠りに早く達するだけでなく、より深い睡眠を増加させ、睡眠を安定化させることで、睡眠の質を改善する効果があることがわかっている（図2）。

　ビタミンやミネラル、アミノ酸の適切な摂取は、健康な睡眠習慣と結びついている。ビタミン剤などによる摂取が悪いわけではないが、過剰なビタミン摂取は問題を引き起こす可能性があるため、バランスのよい食事から摂取することが重要であり、加えて、欠食などない健康的な生活習慣を心がけることが、良質な睡眠を促進する一環となることはいうまでもない。

・詳細はP.98参照

【参考文献】
1) Yamadera et al: Glycine ingestion improves subjective sleep quality in human volunteers, correlating with polysomnographic changes. Sleep and Biological Rhythms, 5(2): 126-131, 2007.
2) Bannai et al: The effects of glycine on subjective daytime performance in partially sleep-restricted healthy volunteers. Frontiers in neurology, 61(3): 1-8, 2012.

Chapter 2　02　メンタルと睡眠
身体と睡眠

　最近、お仕事お忙しいんですか？

いえ、そんなに忙しさは変わっていないと思うんですけど……なんでですか？

　今日はなんか目の下にくまができていらっしゃるので……

ああ、資格試験が近々あるので、勉強もですけど、結構プレッシャーで……

　そうなんですね。きっと遅くまで頑張っていらっしゃるんですね！

寝ようと思うと、ついさっきまで勉強していたところが気になっちゃって、また見直したりして……

　おやおや、それは、なかなか寝つきが悪い状況ですね

そうなんです。でも先生が寝酒はダメだよとおっしゃってたので……

　そうですね。寝酒は、一見、寝つきはよく感じるんですけど、睡眠が浅くなっちゃうので……

心の健康と睡眠の深いかかわり

◆メンタルヘルス

　昨今では、メンタルヘルスと睡眠は密接に関連し、どちらもお互いに影響し合っており、睡眠障害ではない人においても、睡眠の量や質がメンタルヘルスに影響を与えることがわかっている。

　健康な成人を対象にした調査研究では、睡眠時間が6時間より少ない、または8時間以上の者は、睡眠時間が6〜8時間の者と比較して、より抑うつ傾向が強くなり、主観的な睡眠充足度（sleep sufficiency）が低くなるほど抑うつが高くなる傾向がみられた[1]。

　また、健康な成人に対して、実験的に覚醒状態を維持させた実験[2]では、連続覚醒の前後で不定愁訴、不安、抑うつ、被害妄想が発生、増悪するという結果が得られており、健康な状態であっても睡眠を奪われることでメンタルヘルスに悪影響がもたらされることがわかった。

　したがって、すでに睡眠に問題を抱えている人のみならず、現在困っていない人に対しても、睡眠に対する予防的アプローチを行うことで、メンタルヘルスが保たれる可能性を示している。

　メンタルヘルスと睡眠は相互に影響し合うため、健康的な生活習慣やストレス管理、専門家の助言などが重要である。症状が慢性的である場合は、早期の受診や治療が推奨される（**表1**）。

◆ストレスと睡眠

　さて、ストレスはさまざまな状況や要因によって引き起こされ、心身に影響を与える。

表❶　メンタルヘルスが睡眠に与える影響と対策

	影響	対策
ストレスと睡眠	長期的なストレスは睡眠の質を低下させ、不眠症のリスクを高めることがある。また睡眠不足はストレス耐性を低下させ、ストレスへの対処能力を損なうことがある	ストレス管理技術やリラックス法を取り入れ、睡眠前に心地よい環境を整えることが効果的。定期的な運動や深呼吸などもストレス軽減に寄与する
不安と睡眠	不安症状があると、入眠困難や夜間の目覚めが増加することがある。逆に、睡眠不足は不安感を強化することが報告されている	不安障害の治療や認知行動療法、リラックス法、睡眠衛生の向上などが不安症状と睡眠の改善に寄与する
うつ病と睡眠	睡眠障害はうつ病の発症や悪化に影響がある。うつ病の症状の一部には、過眠または不眠が含まれている	うつ病と睡眠障害の管理のために専門家による治療や薬物療法、心理療法、睡眠衛生の改善が役立つ
睡眠不足と認知機能	睡眠不足は認知機能の低下、注意力の散漫、情緒不安定などを引き起こす。これはメンタルヘルス全般に悪影響を与える可能性がある	睡眠習慣の改善、規則正しい睡眠スケジュールの確立、睡眠環境の最適化が認知機能の向上に寄与する
睡眠の質とメンタルウェルビーイング	慢性的な睡眠不足や不規則な睡眠は抑うつやストレスのリスクを高めることがある。そのため良好な睡眠は心身のリフレッシュや感情の安定に役立つ	睡眠衛生の改善、ストレス管理、リラックス法、規則正しい生活リズムの確立がメンタルウェルビーイングにプラスの影響を与える

表❷　一般的なストレスの種類

物理的なストレス （外部からの圧力）	身体的な怪我、疾病、または環境の変化などが引き起こすストレス
心理的なストレス （心の課題）	仕事の圧力、学業の課題、人間関係の問題、トラウマなど、心理的な要因から生じるストレス
社会的なストレス （人間関係）	家族、友人、同僚などとの関係の複雑さや対人関係の問題が引き起こすストレス
環境的なストレス （生活環境）	住んでいる場所、気象条件、騒音、汚染、交通などの環境要因が引き起こすストレス
経済的なストレス （財政的プレッシャー）	お金の不足、借金、経済的な不確実性が生じることによるストレス
時間的なストレス （時間の圧力）	仕事や学業、家庭の責任に対する時間的な制約が生じ、引き起こすストレス
感情的なストレス （感情の課題）	不安、怒り、悲しみ、おそれなど、さまざまな感情の課題が引き起こすストレス
認知的なストレス （思考パターン）	完璧主義、否定的な自己評価、過度な心配など、認知的なパターンが引き起こすストレス
身体的なストレス （身体の健康問題）	慢性的な病気や怪我、身体的な不調によるストレス
適応的なストレス （成長の機会）	新しい挑戦、変化、学習の機会がもたらすポジティブなストレス。これは「ユーストレス」とも呼ばれる

　これらのストレスの種類は互いに影響し合い、また個々人が経験するストレスには個人差がある。重要なのは、適切なストレス管理技術を身につけ、対処法を見つけ、健康的な状況を維持することである。**表2**に、一般的なストレスの種類をいくつか挙げる。

　そして、睡眠障害とストレスは密接に関連しており、症状の悪化や長期間にわたる慢性的なストレスは、睡眠の質やパターンに悪影響を及ぼす可能性がある。ストレスが原因で睡眠の質が低下している場合は、適切なストレス対処法や睡眠改善策を導入することが重要である。**表3**に、睡眠障害にかかわるストレスのさまざまな影響について詳しく説明する。

◆うつ病と睡眠

　うつ病と睡眠は非常に関連しており、相互に影響し合う。うつ病の原因として睡眠障害が挙げられるが、睡眠障害がうつ病の症状を引き起こすこともある。さらに、うつ病が睡眠障害を悪化させることもあり、悪循環となることが考えられる。

　表3に、うつ病と睡眠の関係について詳しく説明する。睡眠障害とうつ病として、うつ病のおもな症状の一部に不眠症（寝つきが悪い、夜中に目が覚める、早朝覚醒など）や過眠症（昼間も眠気が強い、長時間の睡眠が必要など）が含まれることがある。また、うつ病患者は通常のサーカディアンリズム（概日リズム）が乱れがちで、夜遅くまで覚醒

詳細は P.24参照 ●

していたり、逆に昼夜逆転の生活リズムに陥ることがある。

　うつ病が睡眠に与える影響として、レム睡眠やノンレム睡眠の深い睡眠の減少がある。これは回復感や疲労感の不足と結びつく。加えて、睡眠の断続性として、うつ病患者は中途覚醒（夜中に何度も目が覚めたり、睡眠が断続的である）がみられ、これは睡眠の質を低下させる要因となる。

表❸　睡眠障害にかかわるストレスの影響

	ストレスの影響
入眠困難（不眠症）	長期的なストレスは、入眠を妨げる要因となる。心配事や過度な緊張は、寝床に入っても思考が落ちつかず、眠りに入るのが難しくなる
夜中の目覚め（中途覚醒）	ストレスが原因で夜中に目が覚めることが増えることがある。ストレスホルモンの分泌が増加することで、浅い睡眠から目覚めやすくなる
早朝覚醒	朝早く目が覚めてしまうことは、うつ病や慢性的なストレスの徴候として現れることがある。この早朝覚醒が継続すると、十分な睡眠を取れないので悪化の要因となる
睡眠の質の低下	ストレスは深い睡眠段階やレム睡眠に影響を与え、睡眠の質を低下させることがある。これが疲労感や回復感の不足に繋がる
睡眠障害の悪化（ストレスの悪循環）	睡眠障害とストレスは悪循環を形成しやすい関係にある。睡眠が妨げられることでストレスが増加し、逆にストレスが増すと睡眠が妨げられやすくなる
対処困難な状況への不安（ストレスへの不安）	睡眠障害が継続すると、対処が難しい状況に対する不安が増加することがある。これがまた新たなストレスを引き起こし、悪循環を加速させる
身体的な症状の悪化（ストレスと身体的健康）	睡眠不足によるストレスは身体的な症状を悪化させる可能性がある。頭痛、筋肉のこわばり、免疫機能の低下などが報告されている
ストレス管理の重要性（ストレス対処法）	睡眠障害に関連するストレスを軽減するためには、ストレス管理技術が役立つ。深呼吸、瞑想、リラックス法、運動などが含まれる

表❹　睡眠不足による認知機能に及ぼす影響

注意力と集中力の低下	睡眠不足は注意力や集中力を低下させる傾向がある。とくに複雑な課題や長時間の活動において、短期的な注意力の喪失が生じることが報告されている
反応時間の遅延	睡眠不足は反応時間を遅らせることがあり、判断力や運動の制御に悪影響を及ぼす可能性がある。これは危険な状況での事故リスクを増加させることが懸念される
情緒の不安定さ	睡眠不足は情緒の安定性にも影響を与える。イライラやストレスへの過敏性が増加し、対人関係や仕事などの日常生活において問題を引き起こすことがある
学習能力と記憶の低下	睡眠は学習や記憶の形成に重要な役割を果たしている。睡眠不足が続くと、新しい情報の取り込みや記憶の定着に支障が生じ、学習能力が低下することが報告されている
判断力の低下	睡眠不足は判断力の低下を引き起こし、意思決定に影響を与える可能性がある。とくに複雑な意思決定や緊急の判断において、エラーが発生するリスクが高まる
創造性と問題解決能力の低下	睡眠不足は創造性や問題解決能力にも悪影響を及ぼすことがある。柔軟な発想やアイデアの生成が制約され、複雑な課題への適切な対処が難しくなることが考えられる
免疫機能の低下	睡眠不足は免疫機能の低下に繋がり、体が感染症や炎症に対する抵抗力を減弱させる可能性がある。これが慢性的な健康問題を引き起こすことがある

　治療としては、薬物療法がある。うつ病の治療には一般的に抗うつ薬が使用される。一部の抗うつ薬は睡眠の質を改善する効果があるが副作用もあるため、長期的な経過観察が必要である。

　また、睡眠衛生の向上や睡眠習慣の改善を目指す認知行動療法が、うつ病患者に対して有効なアプローチとされている。さらに、睡眠の質を向上させるためには、規則正しい生活リズムを保つことが重要である。そのため、可能なかぎり毎日同じ時間に就寝、起床することが最良である。もちろん、ストレスがうつ病や睡眠障害を悪化させる可能性があるため、ストレス管理の技術を取り入れることが重要である。

　睡眠不足は認知機能にさまざまな影響を与える可能性がある。**表4**に、睡眠不足が認知機能に及ぼす影響について説明する。

　慢性的な睡眠不足は、これらの影響が蓄積していく可能性がある。良好な睡眠習慣や睡眠衛生の向上、ストレス管理などが、認知機能を維持し向上させる助けとなる。

【参考文献】
1) Kaneita Y, Ohida T, Uchiyama M, Takemura S, Kawahara K, Yokoyama E, Fujita T: The relationship between depression and sleep disturbances: A Japanese nationwide general population survey. Journal of Clinical Psychiatry, 67(2): 196-203, 2006.
2) Kahn-Greene E T, Killgore D B, Kamimori G H, Balkin T J, & Killgore, W D: The effects of sleep deprivation on symptoms of psychopathology in healthy adults. Sleep Medicine, 8(3): 215-221, 2007.

スタッフと睡眠

Chapter 3

Chapter 3 スタッフと睡眠

01 K.FUJIMAKI

姿勢と睡眠

さっきから首や肩を
気にしているみたいだけど大丈夫?

いやぁ、肩凝りがひどくって……

最近、パソコン作業での事務仕事が多いもんね

そうですね……
ノートパソコンでやっているので
斜め下を向きっぱなしなんですよね……

僕や歯科衛生士さんたちもだよ。
ずっと同じ姿勢で斜め下のお口のなかを
拝見しているからね

そうですよね。先生たちも首や肩が
バキバキに凝りますか?

僕の場合は、ストレッチと寝姿勢に
注意しているから少しマシかな

寝る姿勢も関係あるんですか?

そりゃそうさ。
気をつければ肩凝りも減るよ〜

覚醒時も睡眠時も影響する姿勢

　姿勢と睡眠の関係は重要であり、正しい寝姿勢を保つことが良質な睡眠に寄与する。いい換えると、覚醒時の猫背や足組みといった不適切な姿勢は睡眠時に影響を与える。不適切な姿勢が慢性的に続くと、脊椎や腰椎に負担をかけて腰痛や背中の痛みの原因となる。そして、首や肩の筋肉が緊張しやすくなり、肩凝りや首の張りの原因となることがある。

　また、不適切な寝姿勢は呼吸を妨げる可能性がある。たとえば、猫背は胸郭が圧迫されやすく、呼吸が浅くなりやすい。これが睡眠中に繰り返されると、良質な睡眠を妨げる要因となる。さらには不適切な寝姿勢は血行を妨げ、とくに末梢部において血行不良を引き起こす可能性がある。これが長期間続くと、手足のしびれや冷えの感覚が生じ、快適な睡眠を阻害する。加えて、状況によっては就寝時に何度も寝返りをうつ必要がある。過剰な寝返りは睡眠の質を低下させ、中途覚醒を引き起こす可能性がある。

　適切な寝姿勢を維持することは、快適な睡眠を確保し、慢性的な痛みや不快感を軽減する重要な要素である。よい寝具や枕を利用し、姿勢に気をつけることで健康的な睡眠環境を整えることができる。姿勢と睡眠の関係性について、いくつかのポイントを挙げる。

①**脊椎のサポート**：適切な就寝姿勢は脊椎にとって重要である。寝ている間に脊椎が自然な曲線を保ち、頭部から足元までの体重が均等に分散されるような姿勢を維持することが重要である。これにより、脊椎への負担が軽減され、腰痛や首の痛みを予防できる。

②**側臥位、仰向け、うつ伏せ**：寝姿勢には側臥位、仰向け、うつ伏せの3つのおもなタイプがある。側臥位は脊椎の自然な曲線を保ちやすく、とくに背中や腰にやさしい姿勢とされており、閉塞性睡眠時無呼吸（OSA）やいびきにも有効である。仰向けの場合、頭と背中が直線をなすように寝ることが理想的である。一方、うつ伏せは背中への負担が増えやすいため、適切な枕やマットレスの選択が重要である。
●詳細は P.98参照

③**寝具の役割**：寝具、とくに枕やマットレスは、寝姿勢に影響を与える重要な要素である。適切な高さや硬さの枕を選ぶことで、頭や首の位置を調整し、適切な仰向けの姿勢を維持することができる。また、脊椎に適したサポートを提供するマットレスも重要である。
●詳細は P.98参照

④**寝返りの頻度**：寝返りをうつことで血行が促進され、筋肉や関節の硬直を防ぐ。適度な頻度で寝返りをうつことで、一夜中同じ姿勢を保ち続けず、快適な睡眠をサポートできる。

⑤**睡眠時の痛みや不快感**：特定の姿勢で就寝時に痛みや不快感を引き起こす場合、それは寝具や枕の選択を見直すきっかけとなるかもしれない。寝具を調整することで、快適な姿勢を見つけやすくなる。

　正しい寝姿勢の維持は、脊椎や関節への負担を軽減し、良質な睡眠をサポートする。各々の好みや体調に合わせて適切な寝姿勢を見つけ、快適な睡眠環境を構築することが大切である。

寝具と睡眠

Chapter 3 スタッフと睡眠 / 02 K.FUJIMAKI

 最近、調子はどうですか？

睡眠時間はちゃんと取れているんですが、すっきり起きられないんです

 ちゃんと眠れていますか？

眠っていると思うんですが……
朝起きると首が痛かったりするんです

 何か睡眠の環境を変えたりしましたか？

そうですね……せっかく睡眠歯科にも
通っているので、寝具を変えてみました！

 おお！　素晴らしいじゃないですか。
どこかに相談でも？

いや、実は、友人たちのお勧めを
買ってみたんです

 ん〜……それ、もしかしたら、
寝具が合っていない可能性がありますよ？

快適な睡眠に欠かせない寝具選び

　寝具は睡眠に直接的な影響を与える要素で、適切な寝具の選択は快適で健康的な睡眠環境を作り出すために重要である。寝具と体の間にできる空間の温度や湿度は「寝床内環境」と呼ばれ、快適とされる温度33±1℃、湿度50±5％R.H. に保つ[1] ために、季節に応じて寝具の種類や素材の組み合わせを変える必要がある。

①枕：正しい高さと硬さの枕を選ぶことは、首や背中のサポートに大きな影響を与える。寝る姿勢や個人の快適さに応じて、適切な枕を選ぼう。たとえば、頭の形、寝姿勢、マットレスとの相性などから鑑みると、単純に低反発がよい、高反発がよいということではなく、枕を使用する際は、体圧分布の変化を考慮する必要がある[2]。また、枕の高さが窒息感に影響を与えることも報告[3] されている。

②マットレス：マットレスは個人の体型や寝姿勢に合ったものを選ぶことが大切である。硬さや材質により体圧分布が変化し、自律神経にも影響を及ぼす[4]。またその幅が適切でない場合、睡眠に影響を及ぼすといわれており[3]、材質の変化によっては睡眠の質を改善し[6]、成長ホルモンおよび IGF-I 分泌を促進し、酸化ストレスの緩和や脂質代謝を改善させる傾向があることが報告されている[7]。一方で、背中や腰に痛みが生じたり、寝返りがうちにくくなることがある。

③寝具カバー：寝具カバーは通気性があり、快適な温度を保つ役割がある。適度な保温性をもちながらも通気性があり、洗濯が容易な寝具カバーを選ぶことで、清潔で快適な寝具環境を維持できる。

④シーツと布団：快適な寝具として肌触りのよい素材を選び、季節に合わせた暖かさや通気性をもつものを選ぶことが大切である。夏場には涼しい素材、冬場には保温性がある素材を検討しよう。

⑤寝間着：寝間着は季節や個人の好みに合わせて選び、体温を調整しやすい素材を選択することが望ましい。

◆マットレスなどの体圧分布

　体圧分布は、体の各部位にかかる圧力や重さを均等に分散させることを指す。これは寝具、とくにマットレスの設計や素材の選択において重要な要素である。

　西川株式会社の研究で徐波睡眠の継続時間を測定した結果、対照マットレスでは徐波睡眠の継続時間が0.5～1分ほどの回数が50回以上になるのに対して、4層特殊立体構造マットレスではその回数が大幅に減少し、30分以上の安定した徐波睡眠の回数が増加した（図1）。つまり、このマットレスを使用することで睡眠の質の改善に繋がる可能性が示唆されたことになる。

　また、4層特殊立体構造マットレスを使用して睡眠の質を改善させることで、身体にどのような変化が現れたかという検証では、図2のような結果が得られている。たとえば、

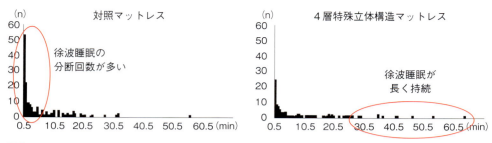

図❶ SWSエピソード長度数分布（SWS=徐波睡眠）

　成長ホルモン分泌量（血中IGF-1値）の増加（**図2a**）[8]、酸化ストレス（尿中8-OHdG値［クレアチニン補正値］）の減少（**図2b**）[8]、糖化ストレス（血中HbA1c値）の減少（**図2c**）[9]、心身ストレス（血中コルチゾール値）の減少（**図2d**）[9]、HDL-コレステロール値の上昇の可能性（**図2e**）[9] などである。

　睡眠の質の改善に伴う糖化ストレス指標の改善には、夜間低血糖の出現頻度の減少傾向が関与している可能性が示唆された[10]。また、メラトニン分泌量（夜間蓄尿中メラトニン代謝産物［6-OHM：6-Hydroxymelatonin］濃度）の増加（**図2f**）[10] に関してはメラトニンは抗酸化作用をもち、さらに糖化反応の多数の過程で抑制的に働くことで糖代謝を改善することが知られている。このことから、睡眠の質改善に伴う酸化ストレス指標および糖化ストレス指標の改善には、メラトニン分泌量の増加が関与している可能性が示唆された。

　加えて肌質の改善として、皮膚水分量（肌のうるおい指標）および皮膚粘弾性（肌のハリ指標）が改善し、さらに専門医による目視評価において皮丘（肌のキメ指標）で改善が認められた（**図2g～i**）[11] と報告があり、==睡眠の質の向上による成長ホルモンの分泌量増加、メラトニンの分泌量増加、糖化ストレスの軽減等が関与していること==が想定される。

　さらには、腸内環境の改善として腸内細菌叢のうちBacteroides属細菌の割合が増加し、とりわけBacteroides属細菌を含む短鎖脂肪酸（SCFA）関連細菌群の割合が有意に増加した（**図2j**）[12]。短鎖脂肪酸が増加することにより、免疫能や糖代謝、エネルギー代謝の改善、さらに基礎代謝の増加、体温上昇、インスリン感受性の改善、脂肪分解促進等が報告されている。これらのことから==長期的に良好な睡眠を保持できれば、腸内環境の正常化を通じて肥満改善や免疫力向上に繋がること==が期待される。

　体圧分布が適切なマットレスは、とくに肩、腰、膝などの圧力ポイントにかかる圧力を軽減する役割がある。これにより、これらの部位への過度な圧力が軽減され、就寝中の快適さが向上し、体の各部位の鬱血を防げる。

　また、体圧分布が考慮されたマットレスは、異なる部位で異なる重さや圧力を受ける。そのため、たとえば腰部分にしっかりとサポートがあることで、腰痛を軽減し、正しい姿勢を維持するのに役立つ。

　加えて、マットレスの材料も体圧分布に影響を与える。たとえば、低反発素材は体の形状に応じて適応し、圧力を均等に分散する特性がある。しかし、ラテックスやポケットコ

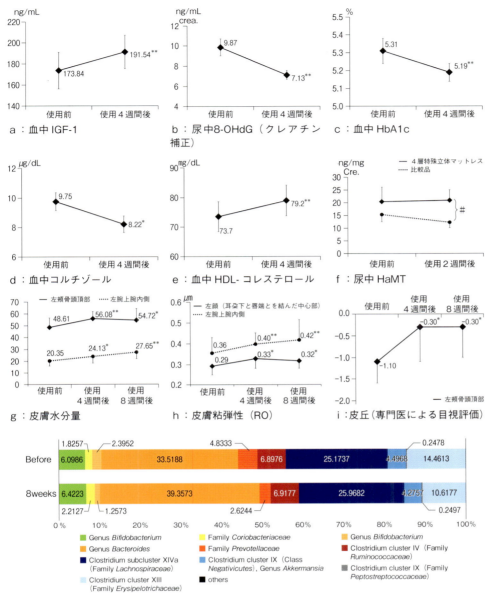

a：血中 IGF-1　　b：尿中8-OHdG（クレアチン補正）　　c：血中 HbA1c
d：血中コルチゾール　　e：血中 HDL-コレステロール　　f：尿中 HaMT
g：皮膚水分量　　h：皮膚粘弾性（RO）　　i：皮丘（専門医による目視評価）
j：腸内細菌叢

図❷　４層特殊立体構造マットレス使用時の身体の変化（協力：西川株式会社　日本睡眠科学研究所）

イルも体重を均等に受けることができるため、体形や体重、肩幅等を考慮した体圧分布がなされているかが重要となる。

　体圧分布は個々の体型や寝姿勢に合わせて調整されるべきものである。それぞれの人が異なる体型や寝姿勢をもっているため、個々の要件に合致したマットレスが重要である。

　適切な体圧分布が考慮されたマットレスを選ぶことで、体への圧力が適切に分散され、寝具が体にフィットして快適な睡眠環境が得られる。個々の好みや体調に合わせて、体圧分布が優れたマットレスを選ぶことが重要である。

【参考文献】
1）梁瀬度子，温熱環境，鳥居鎮夫（編）：睡眠環境学，朝倉書店，東京，1999：152-153．
2）高田直子，西　佑子，中川ひろみ，佐伯行一：枕の使用による体圧分布の変化に関する予備研究．日本褥瘡学会誌，14（1）：58-62，2012．
3）棚橋ひとみ，渋谷惇夫，他　枕の高さ変化が呼吸機能に及ぼす影響．日本生理人類学会誌，4（1）：35-40，1999．
4）杉野友啓，西川ユカコ，山倉賢一，梶本修身：凹凸3フォーム構造ヘッドマットレスの睡眠の質および自律神経機能に及ぼす効果．日本未病学会雑誌，28（1）：43-54，2022．
5）木暮貴政，白川修一郎：マットレスの幅が睡眠に及ぼす影響．日本生理人類学会誌，12（3）：147-151，2007．
6）Ogura Mari, Hattori Atsuhiko, Yagi Masayuki, Takabe Wakako, Nonomura Takuto, Shimura Yoji, Ando Midori, Yonei Yoshikazu: Effect of mats with "A Distinctive 4-Layer 3-Dimensional Structure" on sleep quality and nocturnal blood glucose: A crossover trial. Glycative Stress Research, 6(1): 49-63, 2019.
7）Takabe Wakako, Ogura Mari, Yagi Masayuki, Yonei Yoshikazu: Effect on sleep quality of bedding with a high user rating in a post-marketing survey: A non-controlled open-label study. Glycative Stress Research, 3(3): 110-123, 2016.
8）W Takabe, et al: Glycative Stress Research, 3(3): 110, 2016.
9）M Ogura, et al: Glycative Stress Research, 4(3): 172, 2017.
10）M Ogura, et al: Glycative Stress Research, 6(1): 49, 2019.
11）M Ando, et al: Glycative Stress Research, 7(1): 75, 2020.
12）H Kyle, et al: Glycative Stress Research, 8(2): 73, 2021.

Chapter 3 — 03 環境と睡眠

スタッフと睡眠 / K.FUJIMAKI

暑さが続いているけど、ちゃんと眠れてる？

クーラーをかけているので快適ですよ！

それはよかったね。
じゃあ、睡眠時間は確保できていそうだね

そうですね……
でも秋の夜長のせいか、
動画配信を見たりしちゃって……

寝る直前にそれはあまり感心しないね……

なんか道路工事の音もあって、
うるさくて眠れないので、それならば、と

そうなんだね……道路工事は、
しょうがない部分もあるけど、窓を閉めたり、
ドアを閉めたり、いろいろできないかな？

あ、寝室のドアを閉めればいいのか！

寝室の環境って意外と大事なんだよ

環境は睡眠の質を変える

睡眠に影響を与える環境要因として光、音、香り、温度、湿度などがある（表1）。

表❶　睡眠に影響を与える環境要因

環境要因	影響	対策
光（Light）	体内時計や生体リズムに強い影響を与える。明るい光は目を覚ます効果があり、とくに寝る前に強い光を浴びることは、メラトニン（睡眠ホルモン）の分泌を妨げ、入眠を遅らせる可能性がある（図1）[1]	就寝前には暖色系の光を利用し、寝室を暗く保つことが重要である。また、寝る前にはスマートフォンやコンピュータの画面からの青色光を避けるとよい
音（Sound）	騒音や不快な音は、入眠や深い睡眠を妨げる可能性がある。一方で、静かな環境はよい睡眠に寄与する	寝室を静かに保つために、防音対策や耳栓の使用が考えられる。また、リラックス効果のある自然の音やホワイトノイズを利用することもあるが、就寝中は夜間住宅街で45dB以下[2]、可能なかぎり、無音が望ましい
香り（Smell）	特定の香りはリラックス効果をもち、睡眠の質を向上させることがある。たとえば、ラベンダーやスイートオレンジの香りはリラックスを促進する	アロマテラピーを活用して、入浴中や就寝前にリラックス効果のある香りを楽しむこともよい。アロマディフューザーや枕に香りを付けることで、睡眠環境を整えることができる
温度（Temperature）	適切な寝室温度は快眠に重要である。体温が下がることが入眠を促進し、寒さや暑さが睡眠を妨げることがある	快適な寝室温度を保つために、季節に応じて寝具やエアコンを適切に調整する
湿度（Humidity）	適切な湿度も快眠に影響を与える。過度な湿度は寝具や寝室内の雑菌の繁殖を促進し、不快感を引き起こすことがある	適切な湿度を保つためには加湿器や除湿器を利用し、快適な寝室環境を維持する

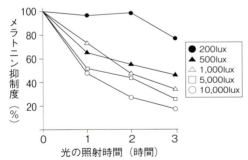

図❶　照射する光の照度とメラトニン抑制効果（参考文献[1]より引用改変）

◆光を上手に利用しよう

シチュエーションに応じて、光の色や明るさを変えていきたい（図2、表2）[3]。そうすることで睡眠がよりよい状況となる。

これらの環境要因を適切に管理することで、良質な睡眠を促進することができる。個人の好みや体調に合わせて、睡眠環境を整えることが重要である。

◆香りが睡眠を変える!?

一般的に就寝時によく使われるのは、ラベンダーやスイートオレンジの精油である。他にもダージリン紅茶セカンドフラッシュにある特徴的な香気成分であるホトリエノールを吸

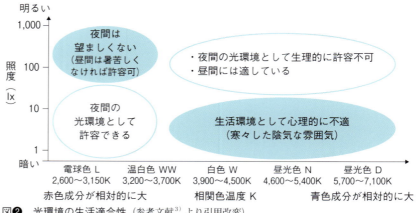

図❷ 光環境の生活適合性（参考文献3）より引用改変）

表❷ 起床から就寝中までの望ましい環境

起床前後	・起床30分程度前から枕元の明るさを漸増させ、覚醒度を上昇させておくと起床が楽になる ・電気照明（白熱電球、蛍光ランプ）で制御可能 ・太陽光利用の場合は時間帯に注意しよう ・起床後はできるだけ室内の照度を上げる
昼間覚醒中	・概日リズム安定化と覚醒維持を図るため、起床後から午後前半までは受光量を極力確保し、青色波長成分を相対的に増やす ・太陽光も積極的に利用しよう ・昼食後に仮眠をとる場合は照度を一時的に下げるとよい ・昼休み後に照度を上げると昼過ぎの眠気を緩和し、覚醒維持に役立つ
夜間活動時	・睡眠の質劣化を回避するため、相関色温度の低い光源を用い、室内の照度を低めに抑える ・一般の視作業には支障のないよう配慮する ・室内全般照度を100lx程度までとし、手元作業には小型スタンドを利用する
就寝直前	・覚醒度上昇やメラトニン抑制の心配を避けるため、ワット数の小さい白熱電球を推奨する（低照度環境でも違和感のない光源を選択する） ・高くても30lx程度までに照度を抑える
就寝中	・視認性を最小限確保しつつ、不安を感じない程度に極力暗くする ・ほぼ消灯状態を推奨する ・視野内に光源を置かないよう注意する

入することにより、睡眠状態の改善とともに、主観的な睡眠の質や睡眠感が良好になるという睡眠改善効果が認められている[4]ので、紅茶が好きな方は試していただきたい。

◆温度管理に関して

睡眠と温度は密接な関係があり、適切な寝室温度が良質な睡眠に重要な影響を与える。

①体温の変化

眠りに入ると、体温は徐々に下がる。体温が下がることで体内のメラトニンと呼ばれる睡眠ホルモンの分泌が促進され、入眠がスムーズになる。したがって、寝室を適切な温度に保つことが重要である。

②快眠のための適切な寝室温度

　一般的には、寝室の温度は夏季25～28℃、冬季18～22℃が推奨されており、18～24℃が快適とされている。個々の好みや体質により異なるため、適切な温度は個人差があるが、涼しいほうが多くの人にとって好まれる。

③暑さと寝苦しさ

　高温の環境では体温を下げるのが難しく、寝苦しさを感じることがある。暑さにより寝汗が増え、寝具や寝具カバーが不快に感じられ、中途覚醒が増える可能性がある。

④寒さと覚醒

　寒冷な環境でも睡眠が妨げられることがある。寒さにより体温が下がりすぎると、目が覚めやすくなる。適切な寝具や寝間着を利用して体を保温することが重要である。

⑤季節による調整

　季節によって温度が変化するため、寝室の温度も調整が必要である。冷暖房の利用や寝具の変更などを通じて、寝室の快適な温度を維持するよう心がけたい。

◆湿度管理に関して

　湿度も睡眠に影響を与える要因の一つであり、適切な湿度を保つことが快適な睡眠環境の確保に寄与する。

①乾燥と不快感

　低湿度の環境では、空気が乾燥しているため、口や喉が渇きやすくなる。これにより、寝ている間に喉が痛くなったり、鼻が詰まりやすくなることがある。これらの不快感が睡眠の質を低下させる可能性がある。

②過度な湿度と不快感

　逆に、高湿度の環境も不快感を引き起こすことがある。湿度が高いと汗の蒸発が妨げられ、寝汗が増えやすくなる。湿度が高すぎる場合、寝室が蒸し暑く感じられ、寝苦しさが生じることがある。

③アレルギーと湿度

　高湿度の環境はダニやカビの繁殖を促進しやすくなる。これがアレルギー症状を引き起こし、くしゃみや鼻水などの症状が睡眠の妨げとなることがある。

④適切な湿度の維持

　一般的には、寝室の湿度を40～60%の範囲に保つことが推奨されている。加湿器や除湿器を使用して湿度を調整することで、快適な寝室環境を維持できる。

⑤季節による湿度の変化

　季節によって湿度が変化するため、寝室の湿度も調整が必要である。冷暖房を利用することで、室内の湿度を調整できる。

　湿度の適切な調整は、快適な寝室環境を作り出し、健康な睡眠をサポートする。個人の感じ方や健康状態に合わせて湿度を調整し、良質な睡眠を促進するよう心がけよう。

【参考文献】
1) Hashimoto S, et al: Melatonin rhythm is not shifted by lights that suppress nocturnal melatonin in humans under entrainment. The American Journal of Physiology, 270.
2) 環境省：騒音に係る環境基準について, https://www.env.go.jp/kijun/oto1-1.html
3) 小山恵美：光の利用による睡眠改善法 日本睡眠改善協議会（編）, 応用講座睡眠改善学. ゆまに書房, 東京, 2013.
4) 大野敦子, 矢田幸博：ダージリン紅茶セカンドフラッシュに特徴的な香気成分ホトリエノールが睡眠に及ぼす効果. におい・かおり環境学会誌, 54(1): 28-36, 2023.

Chapter 3 — 04 入浴と睡眠

スタッフと睡眠

K.FUJIMAKI

 最近、調子どう？

……最近ですか？
疲れが取れないのか、
寝た気がしなくて……

 忙しいもんね？

まぁ、忙しいは忙しいけど、
普段どおりのはずなんですけどね……

 なるほど……
ちなみに湯舟にはちゃんと浸かってる？

いや、面倒なんで、シャワーだけですね

 あ、それはちょっと残念な状況だなぁ……
実は入浴にはさまざまな
効用があるんだよ〜

え？　本当ですか？？

 じゃあ、少し説明するね〜

入浴の活用で健康回復

　入浴は睡眠にとって重要な要素であり、とくに浴槽浴は、温熱、静水圧、浮力の作用により、身体を温め、血流を促進し、リラックス作用がある[1]。浴槽浴の温熱作用は、シャワー浴と比較して優れている[2,3]といわれているため、同じ時間を使うなら浴槽浴のほうが効果があるといえるだろう。入浴の効果は、温熱作用で深部体温の上昇や血管拡張によって全身の代謝改善と老廃物の排出が起こり、疲労回復や痛みの改善に繋がる[4]。

　①～⑦に、入浴が睡眠に与える影響について挙げる。

●詳細は P.110参照

①体温の調節：体温は浴槽浴で上昇し、その後、浴槽から上がると急激に下がることが知られている。この体温変化は、体内時計や生体リズムを調整し、就寝前にリラックスするのに役立つ。一度上昇した体温が下がることで眠りやすい状態になる。

②副交感神経の活性化：入浴前後の急激な体温変化は、自律神経の調整作用を有するため、ストレスで歪みのある生体リズムを正常化させ[5]、副交感神経を優位に働かせる効果がある。副交感神経は「安静・リラックス・休息」の状態に関連しており、これが活性化することでリラックスし、眠りに導びかれやすくなる。

③ストレスホルモンの低減：浴槽浴で身体が温まることで、疲労やストレスが和らぐことがある。これにより、交感神経が優位のときに過剰に活性化するストレスホルモン（コルチゾールなど）の分泌が低減され、副交感神経が優位になりやすくなる。

④心拍数の調整：浴槽浴で心拍数が安定し、心臓への負担が軽減されることがある。これも副交感神経が優位になる状況であり、リラックスした状態を促進する。

⑤筋肉の緩和：浴槽浴で筋肉が緩み、身体の疲れやストレスが軽減される。リラックスした状態で寝ることは、よい睡眠に繋がる。

⑥ストレスの軽減：入浴を心地よい空間にすることで、日中のストレスや緊張が解消される。心地よい状態で入眠できれば、質の高い睡眠を促進できる。

⑦睡眠前の習慣：入浴は、就寝前に習慣として行われることが多い。可能なかぎり同じ時間に入浴することで、「寝る準備を始める時間である」と身体が感じ、生活のリズムを整えるのに役立つ。

　ただし、個人差があるので、入浴が必ずしもすべての人にとって効果的とは限らない。血圧や体調などを考慮したうえで、適切な温度や入浴時間を調整する必要がある。リラックスが目的で入浴するなら、38～40℃のお湯に15分程度入ることをお勧めする。疲れて帰ってきた夜に、精神的なストレスや足の疲れには、この入浴法がよいであろう。

　また、毎日の温熱ストレスの繰り返しが、一過性の変化に留まらない可能性があることが指摘されている[6]ので、単回浴による温浴効果が、疲労回復およびストレス解消を促進し、さらに習慣化することが身体的・精神的健康状態を高めていると考えられている。

【参考文献】
1）大塚吉則：正しい入浴のすすめ　入浴の生理学，JIM，10：830-834，2000.
2）田中紀行，他：メタボリックシンドロームに対する温泉療法の試み（症例報告），日本温泉気候物理医学会誌，70(1)：37-38，2006.
3）久保高明，他：シャワー浴からバスタブ浴への行動変容が睡眠と作業効率に及ぼす効果について，日本温泉気候物理医学会雑誌，80(3)：124-134　2017.
4）田中信行：温熱の生理学，新温泉医学（日本温泉気候物理医学会編），JTB印刷，東京，2004：139-145.
5）光延文裕：温泉入浴と自律神経機能，新温泉医学（日本温泉気候物理医学会編），JTB印刷，東京，2004：212-218.
6）延 永正，片桐 進，久保田一雄：QOLからみた短期温泉療養の効果に関する全国調査研究補遺，日本温泉気候物理医学会誌，66：131-135，2003

Chapter 3　スタッフと睡眠

05　ストレッチと睡眠

　最近はどう？

最近……ですか？
忙しくて、なかなか自分のことには
気が回らないですね……

　では、体のメインテナンスは
あまりできていない感じかな？

そうですね……マッサージとかも
行きたいんですけど、時間がなかなか……

　僕も同じだよ。
外に行く時間がなかなかとれない

じゃあ、先生はご自分のメインテナンスは
どうしているんですか？

　僕の場合は、ストレッチをしているよ。
顎なんかにもいいしね〜

え？　それ、教えてくださいよ〜

　簡単にできるストレッチを教えようか！

筋緊張をなくせ！

　適切なストレッチが良質な睡眠に寄与することがある。その理由の1つに首や肩の凝りは、ストレスや身体の緊張が関連していることが挙げられる。ストレッチによる筋の緊張緩和は、睡眠や睡眠時ブラキシズムとも関連してくる。

　ストレッチは筋肉を緩め、日中の疲れや緊張を緩和するのに役立つ。とくに、臀部、背部、脚部のストレッチは寝る前に行うと、就寝時の筋肉の緊張を緩和し、リラックスした状態に導くことができる。

①**ストレスの軽減**：ストレッチは身体的だけでなく、精神的なリラックス効果もある。ヨガなどがよい例である。日中のストレスや緊張を軽減することで入眠がよくなり、安定した睡眠を得ることができる。

②**体温の調整**：ストレッチを行うことで体温が上昇し、その後、体温が下がることが入眠を促進する一因となり、睡眠の質を向上させることが期待される。

③**柔軟性の向上**：定期的なストレッチは筋肉の柔軟性を向上させ、寝返りをうちやすくする一助となる。柔軟性が向上することで、就寝時の姿勢を変える際の制約が減り、快適な姿勢で眠ることができる。

④**朝の体調改善**：就寝前や起床時に簡単なストレッチを行うことで、朝の体調を改善できる。筋肉や関節を活性化させ、一日の始まりをスムーズに過ごす手助けとなる。ただし、就寝直前に激しい運動やストレッチを行うと、逆に興奮状態になり、入眠が難しくなる可能性があるため注意が必要である。就寝前には穏やかなストレッチやリラックスした動きを選ぶとよい。

　睡眠によいとされるストレッチは多々あると思うので、本書では図1[1]の方法をお伝えする。これはヨガの技法やポーズを取り入れたストレッチ[2]であり、所要時間は10分間で組まれている。運動終了時に心身がリラックスできるよう、プログラムの後半は臥位での実施を主体に構成されている（図1）。

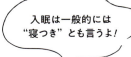

入眠は一般的には"寝つき"とも言うよ！

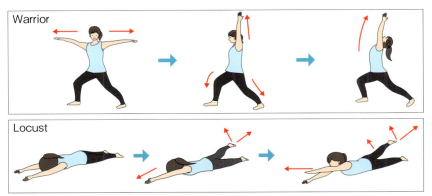

図❶　ストレッチ運動の概要（一部抜粋）（参考文献[1]より引用改変）

【参考文献】
1）永松俊哉，北畠義典，泉水宏臣：低強度・短時間のストレッチ運動が深部体温，ストレス反応，および気分に及ぼす影響．TIN OF THE PHYSICAL FITNESS RESEARCH INSTITUTE，No.110：1-7，2012．
2）Blumenthal J. A, Babyak M. A, Doraiswamy P. M, Watkins L. Hoffman B. M, Barbour K. A, Herman S, Craighead W. E, Brosse A. L, Waugh R, Hinderliter A, Sherwood A: Exercise and pharmacotherapy in the treatment of major depressive disorder. Psychosom. Med, 69(7): 587-596, 2007.

Chapter 3 06 スタッフと睡眠

 どうしたの？
なんか疲れているように見えるけど……

最近、気温差が激しいからか……
疲れが抜けなくて……

 そうなんだね。ちゃんと眠れてる？

早めにお布団には入るんですけど、
なかなか寝つけなくて……

 そうか〜……ちゃんと食事やお風呂は
いつもどおりできてる？

お風呂は熱くて……サボってますね。
水道光熱費もバカにならないし

 それはあまりいい傾向じゃないかもね。
「睡眠12箇条」を参考に
生活を見直してみようか？

そうですね〜、ちゃんと生活を見直してみます！

 睡眠の悩みが解消されるよ

睡眠12箇条を参考に！

　厚生労働省健康局は2014年に、「健康づくりのための睡眠指針2014 〜睡眠12箇条〜」[1] を発表している。これは、より良質な睡眠と健康への効果、睡眠の質の改善方法、よい睡眠のための生活習慣・環境、睡眠不足・睡眠障害の予防などについて、睡眠に関する科学的根拠を踏まえて策定されており、自身の生活に活かしてもらいたい。

1．よい睡眠で、からだもこころも健康に

　睡眠時間の不足や睡眠の質の悪化は生活習慣病のリスク、こころの病、事故に繋がる。しかし、十分な睡眠をとることで身体の修復や脳の休息が促され、日中の活動がより効率的になる。さらには日中の活動的な生活が良質な睡眠をもたらし、身体とこころを健康にする。身体とこころの健康づくりは事故防止に繋がる。

2．適度な運動、しっかり朝食、ねむりとめざめのメリハリを

　規則正しい生活リズムを保つことが、良質な睡眠の鍵である。適度な運動はスムーズな入眠を促す。また、朝起きて日の光を浴び、朝食をしっかり摂ることで朝の目覚めが促される。適度な運動としっかりと朝食を摂る生活習慣を身につけ、眠り（睡眠）と目覚め（覚醒）のメリハリをつけることが望ましい。寝る直前の激しい運動は身体が興奮して眠れなくなるので避けたほうがよいが、速歩や軽いランニングなどの運動習慣をもつことで寝つきがよくなり、深い睡眠を得られるようになる。

　就寝前3〜4時間以内のカフェイン摂取や喫煙は覚醒作用があり、寝つきを悪くし、眠りを浅くするので控えたほうがよいし、寝酒などの就寝前の飲酒や喫煙は眠りが浅くなり、睡眠の質を悪化させる。就寝直前のスマートフォンやパソコンの使用は寝つきを悪くさせやすいので要注意である。

3．よい睡眠は、生活習慣病予防に繋がります

　睡眠は生活習慣の一つであり、リズム運動である。そのため良質な睡眠をとるためには、規則正しい生活を送ることが大切である。良質な睡眠は生活のリズムが整いやすくなり、体内のホルモンバランスも保たれやすくなるため、好循環となり、肥満や高血圧、耐糖能障害、循環器疾患、メタボリックシンドロームといった生活習慣病の予防に繋がる。

　また、睡眠時無呼吸症と生活習慣病は密接な関係にあるため、暴飲暴食などによる肥満には気をつけるべきである。

4．睡眠による休養感は、こころの健康に重要です

　ストレスをためず、心の健康を保つことが、よい睡眠に繋がる。そのためリラックスする時間を設けることが大切である。質のよい睡眠をとれると、抑うつや不安などのこころの不健康も予防できる。もし、眠れない、寝ても疲れがとれない場合は、こころからのSOS の場合もある。日中もこころや身体の不調でつらい場合は、うつ病など心身の病気の可能性も視野に入れ、専門医に相談する必要がある。

5．年齢や季節に応じて、昼間の眠気で困らない程度の睡眠を

　必要な睡眠時間は個人差があり、また加齢によって睡眠時間は徐々に短くなる。そのため、日中に眠気で困らない程度の自然な睡眠をとることが重要である。14時付近では生理的に眠くなる。その際は15〜30分程度の短い昼寝を行い、作業効率の改善を図るのもよい。また、高齢者の場合は30分程度の昼寝がよいとされており、1時間以上寝てしまうと、起床時に心臓負担があるともいわれているので注意が必要である。

6．よい睡眠のためには、環境づくりも重要です

　快適な睡眠のためには自分に合ったリラックス方法をみつける必要がある。そして快適な睡眠環境を作るために、寝室の温度や湿度、光や音を調整し、室内環境を整える必要があるだけではなく、自分に適した寝具を選ぶことも重要である。

　まず室内や寝床内の温度、湿度は季節に応じて心地よいと感じる程度に適切に保たれていること、そして静かで暗い環境が良質な睡眠をもたらす。そのため、室温は26℃前後、寝床内の温度は33℃前後、湿度は45〜50％前後、光と音の刺激で睡眠を邪魔しない程度の環境を整える。とくに女性の場合、冷えの問題もあるので温度や湿度は重要なファクターである。

　また、深い眠りを保つために身体は発汗しているので、吸湿、放湿性がよく、保温性のよい寝具を選ぶ。敷布団やマットレスは高反発や低反発などさまざまなものがあるが、適度に硬く、身体が沈み込みすぎないもの、掛布団は身体にフィットしやすく軽いものを選ぶとよい。布団も枕も、首や肩への負担が少なく自分に合った硬さ・高さで安定感のあるものがよい。いびきが指摘されている場合、側臥位での就寝で減少する傾向にあるため、側臥位就寝用の枕などを利用する方法もある。

7．若年世代は夜更かし避けて、体内時計のリズムを保つ

　休日前に夜更かしをしたり、翌朝は遅くまで寝ていたりすると、体内時計がずれて夜型生活が促進される。光の刺激は入眠を妨げるので、夜の照明を控えめにして、寝床に入ったらスマートフォンなどの画面は見ない。朝、起きてすぐに太陽の光を浴びると、24時間よりも長い周期の体内時計のずれをリセットできる。したがって、朝起きたらできるだけ早くカーテンを開けて自然の光を浴びる。良質な睡眠の準備は起きたときから始まっているので、日の光を浴びることで体内時計がリセットされ、結果的に夜のスムーズな入眠に備えられることとなる。

8．勤労世代の疲労回復・能率アップに、毎日十分な睡眠を

　睡眠不足は注意力や集中力を低下させる。注意力や集中力の低下は、作業効率を悪くして事故や人為的ミスに繋がる。睡眠不足は「寝だめ」では解消できない。前述のように睡眠不足は蓄積すると回復までに時間がかかる。日中に眠気を感じるようであれば、睡眠不足や病気のサインといえる。

06 スタッフと睡眠

9．熟年世代は朝晩メリハリ、昼間に適度な運動でよい睡眠

　年齢によって睡眠時間や睡眠パターンは異なり、高齢になると必要な睡眠時間は少なくなる。必要な睡眠時間を大幅に超えて寝すぎると、熟睡感が減ってしまう。年齢相応の適切な睡眠時間をとれるように就寝・起床時刻を見直し、日中の適度な運動で昼夜のメリハリをつけて良質な睡眠に繋げてほしい。

10．眠くなってから寝床に入り、起きる時刻は遅らせない

　就寝時刻にこだわりすぎて、眠たくないのに眠ろうとすると、かえって目が冴えて眠れなくなる。眠れないときはいったん寝床を出てリラックスし、眠たくなってから寝床に入る。また、寝つきをよくするために、入浴を上手に活用したい。入浴は体温を一時的に上げるため、運動と同じように寝つきをよくし、深い睡眠を得る効果がある。そのため、寝る2～3時間前に、38℃のぬるま湯で25～30分の入浴、40～42.5℃のお湯で5～10分程度の入浴、または約40℃のお湯で半身浴をするのがお勧めである。

　さらに、シャワー浴よりも全身浴のほうが副交感神経系が優位になることがあきらかになっている。全身浴では入眠潜時（覚醒状態から眠りに入るまでの所要時間のことであり、眠気の強さや寝つきのよし悪しを示す客観的指標として使われる。また、睡眠の深さでN1、N2、N3と分かれている）や、より深い睡眠の領域に入るまでの時間が短くなる傾向が認められている。

　入浴に関しては、季節や体調、好みの熱さに合わせて、自分なりのリラックス時間をつくるとよいだろう。眠りが浅い場合は、寝床で過ごす時間が長すぎる可能性がある。積極的に遅寝・早起きをして適切な睡眠時間を調節したい。

11．いつもと違う睡眠には、要注意

　睡眠中の激しいいびきや呼吸停止、就寝時の足のむずむず感や熱感、熟睡中の手足のビクつきは、睡眠時無呼吸症候群、レストレスレッグス症候群、周期性四肢運動障害などの可能性がある。不眠や日中の眠気・居眠りがあるときは、うつ病やナルコレプシーの場合もある。睡眠での困りごとがある場合は、自己判断せずに専門家に相談する。

12．眠れない、その苦しみを抱えずに、専門家に相談を

　眠れない、熟睡できない、寝ても日中の眠気が強いなどの睡眠の問題が続き、生活習慣の改善や環境の工夫だけで解決しない場合には早めに専門家に相談する。眠れない気持ちを相談し、助言を受けることで気持ちが楽になり、改善の手立てがみつかる場合もある。また、身体やこころの病気で、専門的な治療が必要なこともある。このような場合も、専門家に早めに相談し、適切な検査を受けて対策をとることが大切である。

【参考文献】
1）厚生労働省健康局：健康づくりのための
　睡眠指針. 2014.

歯科医院で睡眠歯科を導入しよう

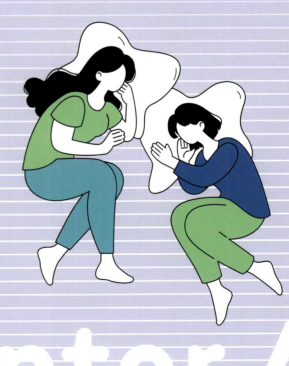

Chapter 4

Chapter 4 - 01 歯科医院での睡眠歯科

歯科医院で睡眠歯科を導入しよう

朝起きたときに
すっきり目覚められますか？

え？　何ですか、突然

いや、お口のなかを拝見していたら、
気になるポイントがいくつかありましてね……

え？　口のなかにそんなことが
現れるんですか？

そうなんですよ

そうですね……寝つきはよくないし、
途中で起きることもあるし……
あ、いびきはしょっちゅう指摘されます

あ、そうなんですね。
じゃあ、朝はあまりスッと起きられないんじゃ
ありませんか？

どうだろう？　……昔からだからな〜

ひょっとしたら何かしらの
睡眠障害の可能性がありますよ

睡眠の世界へ誘おう

歯科診療で睡眠医療を行うにあたり、大きな問題がある。それは、患者の認識の問題である。歯科医院に来る理由は、「むし歯や歯周病などで痛みを伴うため治してほしい」というものが多く、他には健診、歯石や着色の除去を希望してという状況であろう。

そのため、歯科医院がホームページやパンフレットなどでお伝えしていないかぎりは、睡眠時ブラキシズム（Sleep Bruxism：SB）や睡眠時無呼吸（Sleep Apnea：SA）、閉塞性睡眠時無呼吸（Obstructive Sleep Apnea：OSA）、習慣性いびき（Habitual Snoring：HS）、睡眠障害を理由に来院することは、多くないのである。

そんななかで、歯科医師やスタッフが雑談や口腔内所見から睡眠関連の問題に気づき、睡眠医療へと誘うためには、いきなり睡眠関連の問診を行うのではなく、まずは睡眠にちなんだ質問でワンクッション入れる必要がある。

そのワンクッションにより、問診票への興味や関心が変わってくるであろう。

◆健診時などに注視しよう

もちろん歯科医師が診療中に気づいた場合は、直接睡眠医療について話してもよいかもしれないが、既存の患者であれば健診などでスタッフが問題に気づくほうが多い。着目すべきポイントを表1で挙げる。

◆オープンとクローズな質問の活用

単なる雑談に思える会話のなかに次に挙げる質問を含ませると、よりスムーズに次のステップに繋げられる。

「オープンな質問」と「クローズな質問」は、対話やコミュニケーションにおいて異なる

表❶　睡眠関連疾患を疑う口腔顎顔面領域の一覧

部位	方法	症状			疑われる睡眠関連疾患
歯	視診	咬耗や摩耗	クラック	アブフラクション	SB
舌	視診	側面の圧痕	歯列弓との大きさ	マランパチーの分類	OSA、HS
顎関節	視診・触診	開閉時の軌道	クリック音		SB
頬粘膜	視診	圧痕	厚み		SB
口唇	視診	乾燥状態			OSA、HS
咬筋	視診・触診	張り具合			SB
頸部周囲筋	視診・触診	張り具合			SB
顔貌	視診	左右の対称性			SB
咽頭部	視診	軟口蓋の長さ	口蓋扁桃肥大		OSA、HS
鼻	視診	鼻粘膜肥厚	鼻腔通気（鼻息鏡）		OSA、HS
目	視診	目のクマ			OSA

アプローチ方法である。

　まずオープンな質問は、相手に広範な情報や考えを共有させるための質問で、一般的には「なぜ」「どのように」「どうして」などの言葉が使われる。たとえば、「最近の体調での困りごとは何ですか？」、「就寝前はどのように過ごしていますか？」などといった患者の言葉で返ってくる質問である。

　次にクローズな質問は、特定の情報や具体的な回答を引き出すための質問で、「はい」または「いいえ」で回答できることが特徴である。たとえば、「ここ最近ちゃんと眠れていますか？」、「昨晩は何時に寝ましたか？」といった質問で、相手からは具体的な答えが返ってくる。

　どちらの質問を選択するかは、対話の目的や相手との関係によって異なる。オープンな質問は対話を深め、相手の考えや感情を引き出すのに役立つ。一方、クローズな質問は情報をすばやく収集する際に有用であり、確認や具体的な指示を求めるときにも使われる。

　たとえば、初対面の相手との会話ではオープンな質問が相手をより知る手助けになるが、特定の情報を確認したい場合はクローズな質問が効果的である。とくに既存患者において睡眠関連の症状がみられる場合には、「オープンな質問」と「クローズな質問」を使い、問診票と質問票でさらに絞り込んでいく必要がある。OSAもしくは他の睡眠関連の病気が疑われるようであれば、医科へ紹介するか、SBが疑われるのであれば、ウェアラブル筋電図検査などを行う。

◆睡眠の問診票を使おう

　初診時には一般的な問診票を使用していると思う。睡眠の場合は、より特化した==睡眠用の問診票==であったり、==定型の質問票==が必要となる。そのような詳細な情報を収集することで、医療者サイドは患者の睡眠パターンや問題点を理解し、適切な診断と治療計画を立案できる。

　表2に問診票で押さえておきたいこと示す。また、世界中で利用されている定型の質問票もあるので、それらは初診時や再初診時などに適宜ダウンロードして利用してほしい。

具体的な問診票や質問票の
ダウンロードはこちら

　表2をもとに作成したぶばいオハナ歯科での問診票をQRコードからダウンロードして見てほしい。それなりの量があることがわかると思う。そのため、患者に持ち帰ってもらい、自宅で記入してきてもらうのも1つのやり方である。また、一部は口頭で質問して、サブカルテなどに記入している。

　加えて、グリーンデンタル夫馬では、成人ではESS（後述）、小児ではOSA18（Chapter1-5参照）を使用している。

　また、ささお歯科クリニックでは、初診問診票（図1）のなかに、「いびき、睡眠時無呼吸、歯ぎしり」の項目が含まれている。一般歯科治療で来院した患者でも、問診票を記入するなかで「この歯科クリニックでは睡眠に関することも診てもらえるんだ」と自然に気づけるようになっている。いびきや睡眠時無呼吸の治療を希望される場合は、いびき・

01 歯科医院での睡眠歯科

表❷ 問診票で押さえておきたい一覧

基本情報	名前・年齢・性別・職業・既往歴
睡眠習慣	就寝時間：何時に寝ますか？ 起床時間：何時に起きますか？ 平均睡眠時間：1日に何時間寝ていますか？ 日中の居眠り：日中に眠くなることがありますか？　どれくらい頻繁に居眠りしますか？
睡眠の質	入眠困難：寝つくのに時間がかかりますか？ 中途覚醒：夜中に何度も目が覚めますか？ 早朝覚醒：予定よりも早く目が覚めてしまいますか？ 熟睡感：朝起きたときに熟睡感がありますか？ 夢の頻度：よく夢を見ますか？　内容を覚えていますか？
睡眠環境	寝室の環境（騒音、光、温度など） 寝具の状態（マットレス、枕） パートナーやペットの影響（一緒に寝る人やペットが睡眠に影響を与えますか？）
生活習慣と その他の要因	カフェイン摂取（コーヒー、紅茶、エナジードリンクなど） アルコール摂取 喫煙習慣 運動習慣 ストレスレベル 薬の使用（処方薬、市販薬、サプリメント）
睡眠障害の症状	いびき：自分で気づいている、または他人から指摘されたことがある 無呼吸：睡眠中に呼吸が止まることがある むずむず脚症候群：夜間に脚がむずむずする感じがある 夜間頻尿：夜中に何度もトイレに行く必要がある 歯ぎしり：睡眠中に歯を擦り合わせることがある
日中の影響	日中の疲労感 集中力の低下 記憶力の低下 感情の不安定さ 運転中や仕事中の居眠り
特定の睡眠障害に 関する質問	不眠症：具体的な症状、持続期間、頻度 睡眠時無呼吸：いびきや無呼吸のエピソード ナルコレプシー：急な眠気の発作、カタプレキシー（突然の筋力低下）
補足情報	過去の睡眠関連の診断や治療 家族歴（家族に睡眠障害があるか） 他の医療問題との関連（心疾患、うつ病、糖尿病など）

睡眠時無呼吸に特化した問診票を記入してもらっている（図2）

　睡眠医療を行っている歯科医院でも問診票の内容はそれぞれ異なる。また、問診票が長くなるのが好ましくない場合には、歯科医師やスタッフが質問しつつ、チェックしていくのも一法である。さらに、必要に応じて、患者に睡眠日誌をつけてもらう場合もある。

● 詳細は P.124参照

　ただし、最近は、スマートフォンアプリを利用した睡眠日誌であったり、ウェアラブルデバイスを用いた方法でいびきや睡眠の状況を記録する方法もあるので、参考程度に利用し

● アプリやデバイスは日進月歩のため、どれがいいかはお伝えできかねます

119

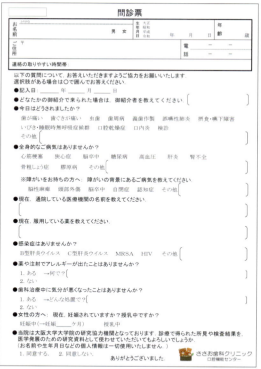

図❶　歯科医院初診の一般問診票

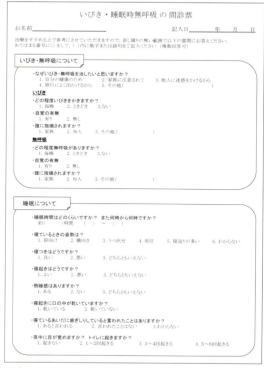

図❷　いびき・睡眠時無呼吸の問診票

120　歯科医院で睡眠歯科を導入しよう

ていくのもよいであろう。

◆定型の質問票を使おう

　初診時だけでなく再初診時にも使用する世界で共通の質問票がある。これは医科でも使用するので、情報提供書などに記載するときにも有効である。質問票として代表的なものが、エプワース眠気尺度（Epworth Sleepiness Scale：ESS）とピッツバーグ睡眠質問票（Pittsburgh sleep quality index：PSQI）である（図3、4）。

　ESS は、眠気の主観的評価法であり、過眠のスクリーニングとして用いられる[1]。一方でPSQI は、睡眠障害のスクリーニング、経過観察や治療効果の評価、うつ病、高齢者における睡眠障害評価などに用いられる[1]。

　検査方法とそのデータの見方として、ESS は日常生活でよくみられる8つの状況における眠気のレベル0～3点を患者に選択記入させる。ESS の総合スコアは0～24点で、カットオフポイント10/11点以上は過眠が疑われる。

　また PSQI は、最近1ヵ月に関する19項目の自記式項目と5項目の同室就寝者への質問である。睡眠の質・睡眠時間・入眠時間・睡眠効率・睡眠困難・眠剤使用および日中の眠気の7つの要素から構成されており、回答を患者を含む対象者が選択記入する[2]。PSQI 各要素の得点は0～3点であり、総合得点0～21点が算出される。得点が高いほど睡眠が障害されていると判定し、カットオフポイントは5/6点である。

◆医科で検査？　歯科で検査？

　問診票や質問票の結果から①院内で検査を行うか、②医科への検査依頼が必要かを選択する必要がある。①の場合は、

- SB に対して、ウェアラブル筋電計による睡眠時筋電図検査を行う
- OSA に対してはスクリーニングとして SpO$_2$ 検査やウォッチパッドでの検査を行う

などを睡眠衛生指導とともに行い、検査や診療を進めていく。

　一方で、もし OSA の場合、

- どのような理由で医科での PSG 検査を求めるのか
- 結果次第では歯科領域での治療をその対象と考えられるか

を患者と話し合い、医科へ診療情報を提供して、検査や診療を進めていく。

　ちなみに③の方法として、①と②を踏まえたうえで多職種連携を行うという方法もある。実は睡眠を支える職種は多々ある（図5）。

　①と②は基本であるため、まずは睡眠の病気か否かの判断や診断が必須である。そのうえで、どのようにすれば患者がよりよい睡眠をとれるかは、先生方の理念や方法論、そして周囲の環境や連携度合いも関係してくる。そのため、最初からは手を出さず、基本に忠実に行ってほしい。

スクリーニングとして
SpO$_2$ 検査や
ウォッチパッドでの検査は、
・診断名がつけられないので、保険での OA 製作は不可
・検査結果で OSA が疑われる場合、医科での精査が必要

● 詳細は P.132参照

● 詳細は P.142、150参照

【参考文献】
1）野田明子, 他：「1 質問票と睡眠日誌」, 基礎からの睡眠医学. 名古屋大学出版, 名古屋, 2010：78-88.
2）土井由利子, 他：ピッツバーグ睡眠質問票日本語版の作成. 精神科治療, 13：755-763, 1998.

ピッツバーグ睡眠質問票

カルテ No. ＿＿＿＿＿＿＿　　患者名：＿＿＿＿＿＿＿＿＿　　　　　　　年　　月　　日

> 過去1カ月間におけるあなたの通常の睡眠の習慣についてお尋ねします。
> 過去1カ月間について大部分の日の昼と夜を考えて、以下のすべての質問項目にできる限り正確にお答えください。

質問1) 過去1カ月間において，通常何時ころ寝床につきましたか？
　　　就寝時間　a）午前　b）午後　　　時　　　分ころ

質問2) 過去1カ月間において，寝床にはいってから眠るまでにおよそどれくらいの時間を要しましたか？
　　　　　　　　約　　　　　　分

質問3) 過去1カ月間において，何時ころに起床しましたか？
　　　起床時間　a）午前　b）午後　　　時　　　分ころ

質問4) 過去1カ月間において，実際の睡眠時間は何時間くらいでしたか？
　　　（これは，あなたが寝床の中にいた時間とは異なる場合があるかもしれません。）
　　　睡眠時間　1日平均　約　　　時間　　　分

質問5) 過去1カ月間において，どれくらいの頻度で，以下の理由のために睡眠が困難でしたか？

　1）床に付いてから30分以内に眠ることができなかったから。
　　a）なし　b）1週間に1回未満
　　c）1週間に1～2回　d）1週間に3回以上

　2）夜間または早朝に目がさめたから。
　　a）なし　b）1週間に1回未満
　　c）1週間に1～2回　d）1週間に3回以上

　3）トイレに起きたから。
　　a）なし　b）1週間に1回未満
　　c）1週間に1～2回　d）1週間に3回以上

　4）息苦しかったから。
　　a）なし　b）1週間に1回未満
　　c）1週間に1～2回　d）1週間に3回以上

　5）咳がでたり，大きないびきをかいたから。
　　a）なし　b）1週間に1回未満
　　c）1週間に1～2回　d）1週間に3回以上

　6）ひどく寒く感じたから。
　　a）なし　b）1週間に1回未満
　　c）1週間に1～2回　d）1週間に3回以上

　7）ひどく暑く感じたから。
　　a）なし　b）1週間に1回未満
　　c）1週間に1～2回　d）1週間に3回以上

　8）悪い夢をみたから。
　　a）なし　b）1週間に1回未満
　　c）1週間に1～2回　d）1週間に3回以上

　9）痛みがあったから。
　　a）なし　b）1週間に1回未満
　　c）1週間に1～2回　d）1週間に3回以上

10）前記1～9以外の理由があれば，次の空欄に記載してください。

[理由]

そういったことのために，過去1ヶ月間において，どれくらいの頻度で，睡眠が困難でしたか？
　a）なし　b）1週間に1回未満
　c）1週間に1～2回　d）1週間に3回以上

質問6) 過去1カ月間においてご自分の睡眠の質を全体としてどのように評価しますか？
　a）非常によい　b）よい　c）悪い　d）非常に悪い

質問7) 過去1カ月において，どのくらいの頻度で，眠るために薬を服用しましたか？
　　（医師から処方された薬あるいは薬局で買った薬）
　a）なし　b）1週間に1回未満
　c）1週間に1～2回　d）1週間に3回以上

質問8) 過去1カ月において，どのくらいの頻度で，車の運転中や食事中や社会活動中など眠ってはいけない時に，おきていられなくなり困ったことがありましたか？
　a）なし　b）1週間に1回未満
　c）1週間に1～2回　d）1週間に3回以上

質問9) 過去1ヶ月間において，物事をやり遂げるのに必要な意欲を持続する上で，どのくらい問題がありましたか？
　a）全く問題なし
　b）ほんのわずかだけ問題があった
　c）いくらか問題があった
　d）非常に大きな問題があった

図❸　ピッツバーグ睡眠質問票（Pittsburgh sleep quality index：PSQI）

01 歯科医院での睡眠歯科

日中眠気の主観的評価
(Epworth Sleepness Scale(ESS))

カルテNo.＿＿＿＿　患者名：＿＿＿＿＿＿＿　＿年＿月＿日

以下の8つの状況において、右の4つの段階で眠気の程度をお答え下さい。
合計点数が11点以上だと何らかの睡眠障害の可能性があります。

No	状況	決して眠くならない	まれに眠くなることがある	時々眠くなる	眠くなることが多い
①	座って読書をしているとき	0	1	2	3
②	テレビを見ているとき	0	1	2	3
③	人がたくさんいる場所で座って何もしていないとき（例えば会議中や映画を見ているときなど）	0	1	2	3
④	車に乗せてもらっているとき（1時間くらい）	0	1	2	3
⑤	午後、横になって休憩しているとき	0	1	2	3
⑥	座って誰かと話しているとき	0	1	2	3
⑦	昼食後静かに座っているとき	0	1	2	3
⑧	運転中、渋滞や信号待ちで止まっているとき	0	1	2	3

合計＿＿＿点

図❹ エプワース眠気尺度（Epworth Sleepiness Scale：ESS）

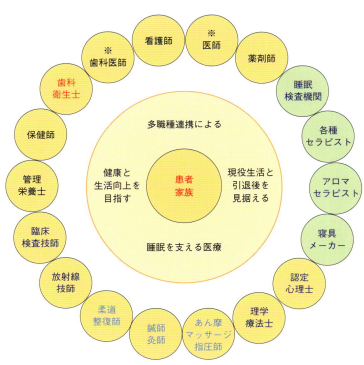

図❺ 睡眠を支える医療を含む多職種連携。※は学会などによる専門資格あり

Chapter 4 - 02 チェアーサイドでの睡眠歯科

歯科医院で睡眠歯科を導入しよう

 普段からよく眠れている実感はありますか?

そうですね、昔からそんなに変わりません

 でも夜中によく起きるって
おっしゃってましたよね?

そうですね……若いころよりは起きる
回数が増えたかもしれません

 ということは、
やはり変化しているのかもしれませんよ

そう言われればそうなのかも

 こういう質問だけじゃなくて、
少し検査をしてみませんか?

え? でも入院とか
必要なんじゃないですか?

 いやいや、まずはお家でできる検査をして
疑わしければ、精密検査を受けてみては?

入院以外の検査をやってみよう

　睡眠障害を疑う場合、問診や視診、触診以外に客観的指標が必要となる。患者の家族やパートナー、友人などからも指摘されているようであれば、ウェアラブル機器を用いた検査も欠かせないだろう。

　睡眠の検査におけるゴールデンスタンダードは、終夜睡眠ポリグラフ検査（PSG検査）である（図1）。しかしながら、PSG検査は現行の保険制度では医科で行うことが多く、患者にとってはハードルが高い。とくにこれまで睡眠障害を自覚していない患者であればなおさらである。そのため、歯科では自由診療の検査にはなってしまうが、検査施設外睡眠検査（OCST）としてウォッチパット300（図2）で検査する場合もある。ただし現行の保険制度上、歯科では閉塞性睡眠時無呼吸（OSA）は診断できないので、スクリーニングになることを留意してほしい。また最近では、著しく発展しているウェアラブル機器やスマートフォンのアプリを利用してもらって、患者自身に睡眠障害であることに気づいてもらうケースが増えている。

　この段階でのポイントは、あくまでも「気づいてもらう」ことが目的であり、診断するわけではない。そして、それらの結果から何かしらの睡眠障害の可能性があると判断できれば、PSG、または睡眠時筋電図検査が必要なのかという選択に進むことができる。

◆睡眠日誌を活用しよう

　睡眠日誌を活用することには、さまざまな意味とメリットがある（図3）。睡眠日誌は、毎日の睡眠パターンや習慣を記録するためのツールで、睡眠の質や量を評価し、改善の

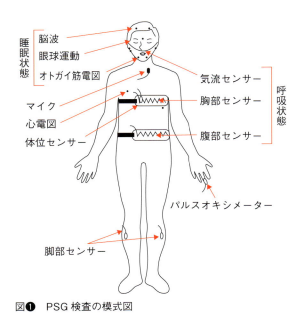

図❶　PSG検査の模式図

図❷　OSAの検査には、簡便な検査機器が存在する。ウォッチパット300（Philips）。PSG検査と95％の相関性があるといわれている[1]

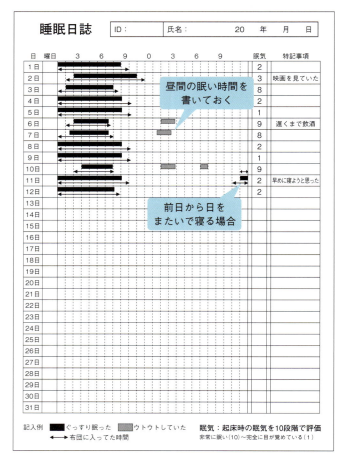

図❸ 睡眠日誌

表❶ 睡眠日誌の記録項目

就寝時間と起床時間
朝起きたときの気分や疲労感
運動や食事、ストレスなどの影響
寝つくまでの時間
日中の眠気や集中力
夜中に目覚めた回数とその理由
カフェインやアルコールの摂取時間と量

手がかりをみつけるのに役立つ。そのため、睡眠障害の原因が生活リズムや生活習慣にあるかどうかは、最初の段階で知っておくべきである。

睡眠日誌のメリットは、まず睡眠パターンが可視化ができることにある。睡眠日誌をつけることで、自分の睡眠パターンを詳細に把握できる。たとえば、寝る時間、起きる時間、夜中に目が覚めた回数、睡眠にかかる時間などを記録することで、自分の睡眠傾向やリズムを視覚化できる。

また、日々の記録を通じて、睡眠の質を評価できる。たとえば、「寝つきにくかった」「何度も目が覚めた」「朝スッキリ起きられなかった」といった主観的な感覚を記録することで、睡眠の質の変動を把握しやすくなる（表1）。

そして、問題点も発見できる。睡眠日誌を続けることで、睡眠に関する問題点やトリガーを特定しやすくなる。たとえば、カフェインやアルコールの摂取、ストレス、寝る前のスクリーンタイムなどが睡眠にどのように影響を与えているかを確認できる。

加えて、自己管理と習慣改善も期待できる。睡眠日誌をつけることで、自己管理の意識が高まり、よい睡眠習慣を形成しやすくなる。また記録を見返すことで、自分の睡眠によい影響を与える行動や逆効果となる行動を把握し、より健康的な生活スタイルに向けた行動の助けとなる。

もちろん、モチベーションも向上する。睡眠の質が改善されたり、睡眠時間が確保されたりする変化を日誌を通じて確認できると、モチベーションが上がり、さらによい睡眠習慣を維持しようという意欲が高まる。

したがって睡眠日誌は、自分の睡眠パターンや習慣を理解し、問題点をみつけ、改善のための具体的な対策をとるための適切なツールであり、睡眠に関する問題を相談する際、

睡眠日誌は睡眠専門の医師や歯科医師にとって貴重な情報源となる。
　日誌に基づいて、より正確な診断や治療の提案が行えるため、治療の効果が高まる。睡眠に関する課題を抱えている場合や、より質のよい睡眠を目指す場合には、ぜひ活用してほしい。

◆スマートフォンのアプリを利用してもらおう

●ダウンロード資料あり

　睡眠に関するアプリの使用には、いくつかの長所と短所があるが、それぞれを理解することで、アプリをより効果的に利用できる。

　まず長所として挙げられるのは、手軽さと利便性である。アプリは手軽に使用でき、追加の機器を必要としない。そのため、毎晩の睡眠パターンを簡単に記録でき、毎日の睡眠習慣を確認するのに便利である。また、睡眠の可視化ができる。アプリは睡眠のデータをグラフやレポート形式で表示するため、睡眠の質やパターンを視覚的に確認できる。これにより、本来は自分では見えなかった、そして気づいていなかった睡眠の状態を把握しやすくなる。

　さらには、睡眠習慣の改善支援に繋がる。多くのアプリは、睡眠に関するアドバイスやリマインダー機能を有しており、よい睡眠習慣を形成するのに役立つ。アラーム機能や浅い眠りのタイミングで目覚められるように設定できるものもあるため、うまく使いこなせば、充実した睡眠が得られる。

　いびきや睡眠トーク（寝言）を録音する機能があるアプリでは、自分の睡眠時の行動を確認できるため、睡眠障害の兆候を早期に察知する一助となる。加えて、健康管理アプリと連携できるものもある。一部のアプリは、心拍数や運動量、ストレスレベルなど他の健康データと連携しているため、包括的な健康管理が可能になる。ただし、この機能はウェアラブル機器と連動する場合が多い。

　しかしながら、当然短所も存在する。その代表例はデータの精度の問題である。スマートフォンのセンサーは、睡眠のステージ（例：深い眠り、浅い眠り、REM睡眠）の正確な測定が困難であるため、PSG検査はおろか簡易検査ほどの精度は期待できない。

　また、デバイスへの依存も問題となる。アプリを使用するには、つねにスマートフォンを身近に置いておく必要がある。これにより電磁波の影響やデバイスの破損、バッテリー消耗などだけでなく、スマホ依存のリスクも生じる。

　前述のリスクは、睡眠への影響も考えられる。スマートフォンを枕元に置くことは、画面の光や通知音などによって逆に睡眠を妨げる可能性がある。

　アプリは睡眠習慣の改善に役立つ便利なツールだが、いくつかの短所もあるため、アプリを補助的なツールとして活用し、基本的には医療機関に受診するためのきっかけとしたり、睡眠日誌の代わりという位置づけが適切である。

◆ウェアラブル機器を利用してもらおう

　ウェアラブル機器（例：スマートウォッチやフィットネストラッカー）は、近年、睡眠の

評価に広く利用されている。

　もしも患者がもっている場合には、ぜひ利用してもらい、参考として判断材料にするとよい。しかし、ウェアラブル機器を歯科医院で購入するか否かは、経済的なメリットが出せるかにもかかわるので、明言は避けたい。

　ウェアラブル機器の使用には、長所と短所があるので、以下にそれぞれのポイントを紹介する。

　長所として、まずは手軽に利用できる点がある。ウェアラブル機器は腕時計のように装着しておくだけで、睡眠データを自動的に記録できる。特別な準備や技術が不要で、日常生活の一部のなかで簡単に使用できるのは、継続性が保てるため、高評価である。毎晩継続的にデータを収集できるため、長期間にわたるデータ収集が可能となり、睡眠パターンを追跡できる点がよい。睡眠状態の変動の把握にも役立ち、健康状態の変化をモニタリングでき、患者の安心に繋がる。

　また、コストが比較的低いという点も挙げられる。一般的な医療機器と比較して、ウェアラブル機器は比較的手頃な価格で購入できる。そのため多くの人がアクセスしやすく、日常的な健康管理に取り入れやすい。そして、たいていは心拍数、運動量、呼吸数など、睡眠以外の他の健康データも、同時に収集できる機器が多い。それによって総合的な健康状態の管理が可能となり、睡眠と他の健康指標との関連性を分析できるため、さまざまな可能性が広がる。加えて、ウェアラブル機器は、睡眠データをスマートフォンのアプリなどでリアルタイムで確認できる場合が多く、すぐに睡眠の質を把握し、生活習慣の改善に役立てることができる。

　もちろん短所も存在する。その1つが精度の限界である。ウェアラブル機器の睡眠評価は、おもに加速度計（モーションセンサー）を使っており、PSG 検査と比較するとその精度は格段に劣る。そもそもデータ量も少なく、睡眠の深さやステージの識別が不正確なことがあり、誤ったデータに基づいて判断するリスクがある。

　また、得られたデータを正しく解釈するためには、ある程度の知識が必要なので、ユーザーがデータを誤解し、必要以上に不安を感じたり、不適切な対応をとる可能性がある。加えて、各メーカーが独自のアルゴリズムを使用しているため、異なる機器間でのデータの一貫性はなく、機器によって睡眠データの結果が異なることがある。そのため、デバイスを変更した際に、継続的なデータ比較が難しくなる可能性がある。

　他にも、外部要因の影響を受けやすい。たとえば、睡眠中の環境音や動き（ペットや同伴者を含む）がデータに影響を与えることがある。そのため、実際の睡眠状態を正確に反映できない場合がある。

　最近、改善しつつある問題の1つに、バッテリーの問題がある。ウェアラブル機器はバッテリーで動作するため、定期的な充電が必要である。バッテリーが切れていると当然ながらデータは収集できず、連続的なモニタリングに支障を来す。

そして、個人情報の観点からも注意が必要である。睡眠データを含む健康データは、クラウド上に保存されることが多いため、データの漏洩やプライバシーの侵害のリスクがある。そのため、信頼できる機器やサービスを選ぶ必要がある。

ウェアラブル機器は、健康状態の自己管理に役立ち、手軽に長期間の睡眠データを収集できる便利なツールだが、その精度やデータの解釈には注意が必要であることを忘れてはならない。

◆パルスオキシメーターを利用してみよう

疑わしい状況をみつけたら、可能であればパルスオキシメーターを利用するとよい。

パルスオキシメーターは、血液中の酸素飽和度（SpO_2）と脈拍を非侵襲的に測定する医療機器である。日常的な健康管理の一環として、医療現場で幅広く活用されており、自己管理の際に呼吸状態や循環状態を簡単にチェックできる便利なデバイスであり、異常がないかを簡単に確認できるツールとして役立っている。

世間に広く浸透したのは、COVID-19感染拡大時で、家庭で簡単に測定できるため、症状の悪化を早期に察知する目的で、購入者がかなり増加した。とくに肺炎などの感染症の管理の際、初期症状としてSpO_2の低下を確認するために高齢者関連の施設では所持している場合が多いのではないだろうか。また、スポーツや高地で利用する場合もある。たとえば、高地登山や過酷なスポーツを行う際、SpO_2をモニタリングすることで、身体の酸素供給状態を確認でき、高山病対策などになる。

歯科医院でパルスオキシメーターを利用する特徴として、以下が挙げられる。

1．SpO_2のモニタリング

概要：パルスオキシメーターは、指先や耳たぶに装着して、SpO_2をリアルタイムで測定する。SpO_2は、血液中の酸素を運ぶヘモグロビンがどれだけ酸素と結合しているかを示す指標である。

目的：正常なSpO_2（通常は95〜100%）を維持しているかを確認することで、呼吸機能や酸素供給状態を把握する。とくに呼吸器疾患の患者や、酸素療法を受けている患者の状態を監視するために重要である。

2．呼吸器疾患の管理

概要：パルスオキシメーターは、喘息、COPD（慢性閉塞性肺疾患）、肺炎などの呼吸器疾患をもつ患者の呼吸状態を継続的にモニタリングするために使用される。

目的：SpO_2が低下した場合、迅速な対応が必要である。たとえば、酸素療法の導入や調整、緊急処置の判断が求められる。

3．OSA のスクリーニング

概要：睡眠中の SpO_2 の変動をモニタリングすることで、OSA の兆候を検出できる。

目的：無呼吸や低呼吸による SpO_2 の低下を検知し、治療の必要性を評価する。

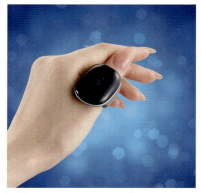

図❹ チェックミーリングは、シリコーン製のリングが指にしっかりフィットする。また側面にセンサーがあるため、ジェルネイルをしている指でも測定可能である。装着は中指以外の指が推奨されており、第一関節と第二関節の間にセンサーが当たるように装着する

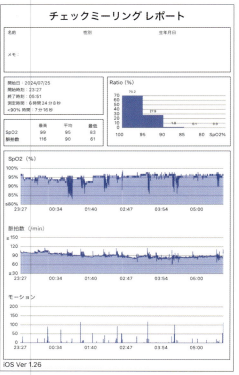

図❺ チェックミーリングの検査結果。1晩の平均 SpO_2 は95％、最低 SpO_2 は83％。周期的に酸素の低下がみられ、SpO_2 が90％を下回った合計時間は7分16秒であった。もしこのような検査結果が得られた場合は、早急に連携先の医科で睡眠時無呼吸検査を行う必要がある

4．手術や麻酔中のモニタリング

概要：手術中や麻酔中は、患者の呼吸状態を厳密に監視する必要がある。パルスオキシメーターは、そのための重要なモニタリングツールである。

目的：① SpO_2 の低下や不整脈などの異常を早期に発見し、適切な医療対応を行える。
　　　　②早期に低酸素症を発見し、必要な医療措置を受けるタイミングを判断できる。
　　　　③低酸素症のリスクを評価し、安全な活動を行うために使用される。

　パルスオキシメーターは各社から多くの種類が販売されているが、筆者はチェックミーリング（図4：三栄メディシス）を利用している。理由は、まず小さく、軽く、外れにくいという点である。次にスマートフォンとの連動するのも大きい。やはり、測定値やデータを確認しやすく、理解しやすいのは患者側にとってメリットは大きい（図5）。
　パルスオキシメーターは医療機器であるので、ちゃんと医療機器認証番号があるものを利用してほしい。値段が安いものには、医療機器認証番号がないものもある。当然のこと

02 チェアーサイドでの睡眠歯科

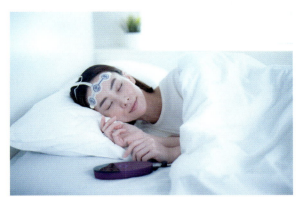

図❻ 筑波大学と共同開発されたInSomnograf（株式会社S'UIMIN）は、誰でもどこでも医療レベルの精度で睡眠脳波を測定できる「睡眠計測サービス」として提供されている

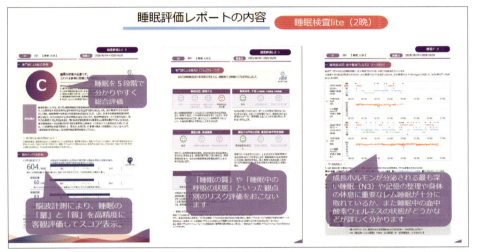

図❼ 睡眠状態の判定精度は、従来の睡眠検査の標準法であるPSG検査と平均一致率86.9％（k係数0.81）で、深い睡眠やレム睡眠などを正確に判定できる

ながら得られた結果やデータは信頼できない。

◆**睡眠計測サービスの利用**

入院してまで検査したくないが、自分の睡眠の状況を知りたい方には、自宅で計測可能な病院レベルの脳波検査サービスもある。

InSomnograf（インソムノグラフ）は、睡眠時の脳波を測定してAIで解析し、医師のアドバイスや改善アドバイスを加えて利用者にレポートする睡眠計測サービスである（図6、7）。保険適応ではなく、この結果が病気の有無や診断にすぐに繋がるわけではないが、まず自身の睡眠の状況を知りたいという人は試してみる価値がある。

まずはさまざまな方法のなかから、医院の方針や患者のニーズに合わせながら、患者の睡眠を把握することが重要である。

【参考文献】
1) Sreeya Yalamanchali, Viken Farajian, Craig Hamilton, Thomas R Pott, Christian G Samuelson, Michael Friedman: Diagnosis of obstructive sleep apnea by peripheral arterial tonometry: meta-analysis. JAMA Otolaryngol Head Neck Surg, 139(12): 1343-1350, 2013.

Chapter 4 / 03 チェアーサイドでのブラキシズム診療

歯科医院で睡眠歯科を導入しよう

K.FUJIMAKI

ご自分で歯ぎしりやくいしばりの程度って予想はつきますか？

いえ、難しいですね……
比較対象がないですし

そうなんですよ、他人とは比べられないし、昼間との比較もできないんです

自分としてはそんなにしてないんじゃないかなぁと思うんですけど……

でも寝てるときのことなんでわからないですよね？

そうですね……

じゃあ、検査機器で測定してみましょうか？

結果がわかったらどうなるんですか？

適切な対処方法や、ナイトガードが必要な場合も硬さや厚みの参考になりますよ。

金額によってはやってみようかな……

03 チェアーサイドでのブラキシズム診療

ウェアラブル筋電計でいろいろわかる

◆ SB の診療の流れ

　睡眠時ブラキシズム（SB）の過大な力による為害作用は多岐にわたる。とくにストレスとブラキシズムに起因する歯科的問題としては、**図1**に示すものが挙げられる。このように、ブラキシズム関連と考えられるトラブルは多い。2019年に睡眠時歯科筋電図検査としてウェアラブル筋電計（ジーシー）での検査が保険診療で認められて以降、従来はチェアーサイドにおいて臨床徴候を指標とした SB の診断が行われていたものが、データによる視覚化が進んだ。ただし、一初診につき1回の算定で、片側のみ検査可という規定はある。

　診断時の注意点としては、SB の生理学的病態は患者ごとに多様であり、それに伴って臨床徴候が異なることである。たとえば、下顎運動を指標とすると、SB はグラインディングとクレンチングとに大別されるが、一般に歯ぎしり患者と認識されるグラインディングタイプの患者は歯ぎしり音や咬耗を伴う可能性が高いが、クレンチングタイプの患者はそれらの徴候を認めないことが多い。したがって、SB の診断プロセスにおいては、少なくとも両者は異なる症型として分類される必要がある。また、この他の非定型的な運動様相も頻繁に観察されることにも注意を要する。

　ウェアラブル筋電計においては、グラインディングやクレンチングなどが、Phasic エピソード、Tonic エピソード、Mixed エピソードという状態で検出され、1時間あたりの咬みしめ回数と平均の咬みしめ強さとしてデータ化され、検査結果として表示される（**図2**）。このとき、基本的には波形が読める必要はなく、アルゴリズムにより解析された検査結果を患者に伝えればよい。患者説明も簡便にでき、理解度が高い点も利点である。さらに、CSV ファイルでデータを抽出可能なため、詳細な情報を伝えることもできる。これに関しては後述する。

　SB の診療の大きな流れを**図3**に示す。おもに①主訴が SB で来院される患者と、②SB が疑われる所見の確認がある。①はたいていの場合、自覚症状や他者からの指摘があっ

- 隣接面う蝕
- 歯周病
- 知覚過敏
- 咬耗
- 外骨症
- 根尖病変
- 隠れたう蝕
- 顎関節症
- 歯肉退縮
- 歯の動揺
- クラック
- 破折
- 矯正後の後戻り
- アブフラクション
- インプラントの破折
- 睡眠障害
- 歯根吸収
- 歯肉の緊張

など

図❶　ブラキシズムに起因する歯科的問題

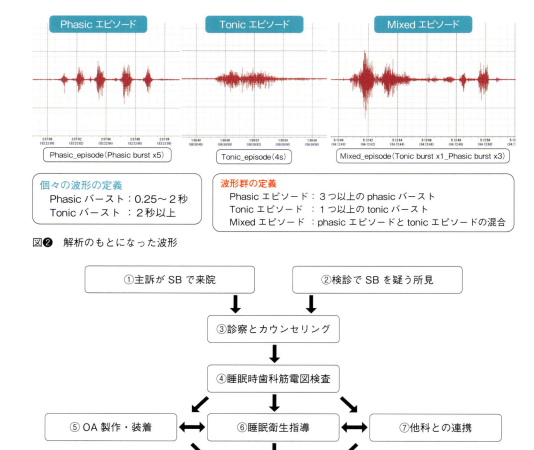

図❷ 解析のもとになった波形

図❸ 睡眠時ブラキシズム関連の診療の流れ

て来院するため、比較的に③診察とカウンセリングと、④睡眠時歯科筋電図検査へと移行しやすい。②の場合はそれまで指摘してきていても、どこか他人事として捉えられている場合が多いため、改めて③のときに口腔内所見や臨床症状を示すとともに、④へと移行していきたい。

さらに、④での検査結果から SB への対応を考えたとき、診断プロセスにおいて併存疾患を含めたリスク因子について情報を収集する必要がある。American Academy of Sleep Medicine（AASM）の睡眠障害国際分類　第3版（ICSD-3）によると、SB はあきらかな原因のない一次性（primary、idiopathic）、医学的背景のある二次性（secondary）、治療薬によって生じている医原性（iatrogenic）に分類されており、具体的なリスク因子に関するエビデンスが集積されつつある。しかし、SB は多因子性疾患であり、患者ごとにリスク因子の寄与度が異なると考えられている。SB の診断プロセスにおいて患者個々の病態・病因を予測できれば、それに対応した特異的かつ合理的な対応、

03 チェアーサイドでのブラキシズム診療

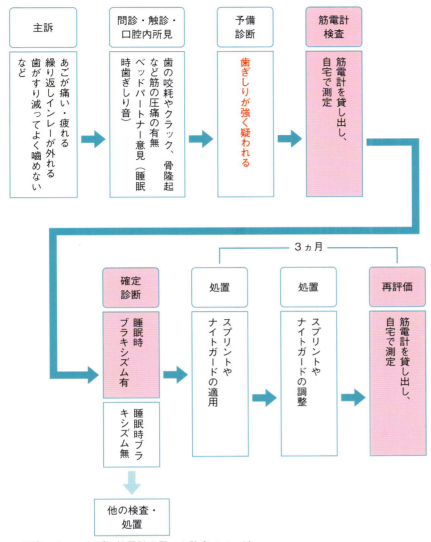

図❹　ウェアラブル筋電計を用いた診療イメージ
※現行の保険制度では再評価の検査は認められていないが、医学的には再評価することが望ましい

すなわち個別化医療が可能となるが、現状、チェアーサイドではこれらを間接的に予測せざるを得ない。

そのため、SBの治療には、⑤口腔内装置の製作・装着、咬合調整、顎関節部の処置といった歯科領域の他に、⑥の睡眠衛生指導として、寝具改善、睡眠環境改善、また⑦の他科との連携では咬筋群や頸部、肩や鎖骨周囲の筋膜リリース、心理学的アプローチ、薬物的アプローチなどが挙げられ、治療法や対応は多岐にわたる。

◆ウェアラブル筋電計による検査方法

ウェアラブル筋電計による診療イメージを図4に示す。

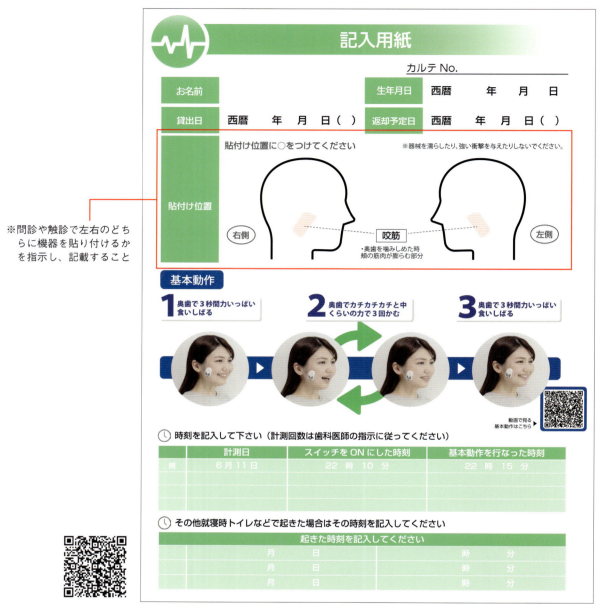

図❺　ウェアラブル筋電計による検査説明用紙（表面）（協力：株式会社ジーシー）
〈注意事項〉
①できるだけ「貸出日＝検査日」としたほうがよい
②返却予定日は説明時だけでなく、会計時の受付でも再確認するとよい
　筆者のクリニックでは翌日返却が基本、遠方や翌日返却が困難な場合は郵送での返却をお願いしている
③貼り付け位置に関しては図6での説明時に再確認したほうがよい
　その際に、機器の上下の確認も行うとよい

03 チェアーサイドでのブラキシズム診療

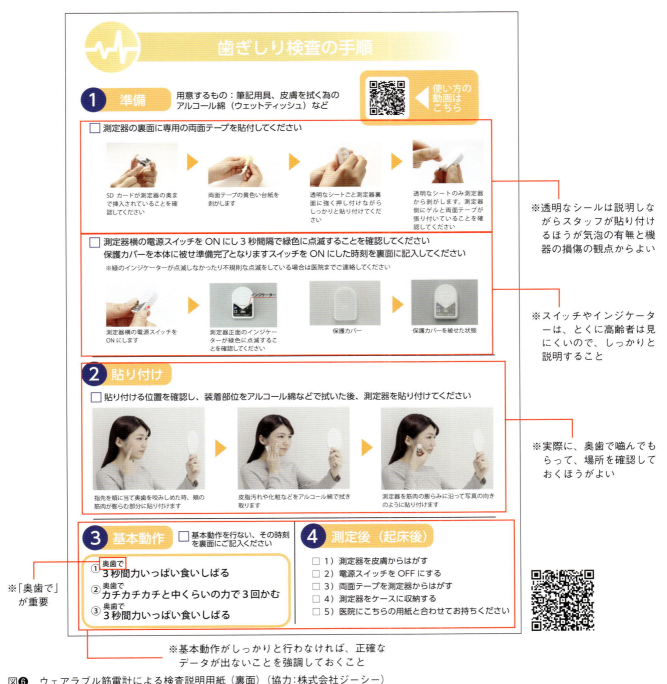

図❻　ウェアラブル筋電計による検査説明用紙（裏面）（協力：株式会社ジーシー）

　筋電計の検査については、基本的に図5、6の手順書どおりに患者に説明すればよい。
　図7、8からもわかるように、咬みしめ回数でも咬みしめ強さでも左右差を認める場合があるため、問診で咬み癖や就寝時の態勢などの確認や、咬筋の触診によって左右のどちらに貼り付けるべきかは慎重に判断してほしい。

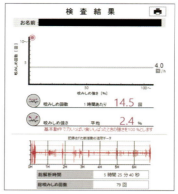 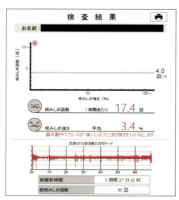

a：左　　　　　　　　　　　　b：右

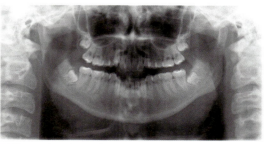

c：パノラマX線写真

図❼ 15歳、女子。主訴は左顎が痛い、片頭痛がひどい

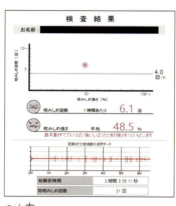

a：左　　　　　　　　　　　　b：右

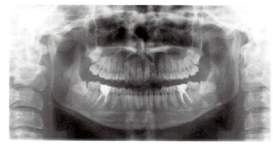

c：パノラマX線写真

図❽ 19歳、女性。主訴は頭痛がひどい、日中眠くなるなど

03 チェアーサイドでのブラキシズム診療

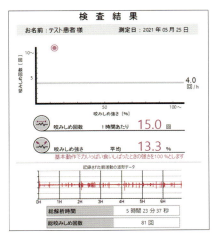

■ 総Episode数：81回
　Phasic：21回、Tonic：16回、
　Mixed：44回
■ 1時間あたりEpisode数：15.03回/h

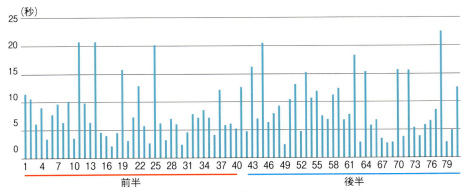

Episodeの持続時間。平均8.47秒（2.17～22.56秒）

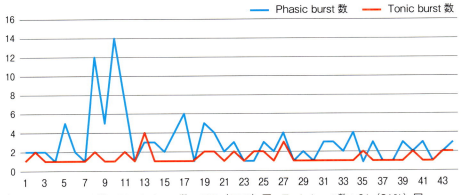

各EpisodeのBurst数。Phasic burst数：135（69％）回、Tonic burst数：61（31％）回

図❾　データを解析するとさまざまなことがわかる

※ Phasic数とPhasic burst数は同数ではない（図❷参照）。Tonicも同様

◆データの見方

　前述したCSVファイルを用いた詳細なデータ解析としては、図9をもとに解説する。

　通常であれば、「咬みしめ回数が1時間あたり15.0回と、基準となる4.0回／時を大きく上回っているので、睡眠時ブラキシズムと診断できます。さらには咬みしめ強さも13.3％

139

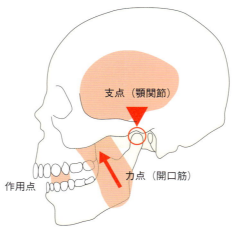

図❿ 睡眠歯科においては、咬合の知識も非常に重要である

と弱くはない状況です」と伝えるであろう。ところが、CSVファイルからみると総咬みしめ回数81回のうち、総Episode数：81回、Phasic：21回、Tonic：16回、Mixed：44回であるため、「Mixedが最も多く、あなたの場合は単純に歯ぎしり、くいしばりというよりも、歯ぎしりとくいしばりの両方を全体の半分以上で行っています」という言い方になるだろう。

◆口腔内装置の素材の判断

口腔内装置の素材選択において、硬性素材、軟性素材のどちらを選択すべきか、また厚みはどうすべきかなどは、筋電図検査の結果によって異なる。

また、嘔吐反射や経過観察時の状況によっては、素材の問題だけでなく、口腔内装置の形態修正が必要となる。

◆形態修正と咬合調整

SBの口腔内装置重要項目は、「下顎位」、「咬合（接触面積・圧）」、「顎関節の支点・力点・作用点」、「副作用」を考慮した調整を行うことである（図10）。

そのため、硬性素材でも軟性素材でも咬合調整は必須であり、その際は咬合の圧力分布に留意してほしい。加えて、図11の前歯部は長期使用時の副作用のオープンバイトを鑑みて、グラインディング時に当たるように調整している。口腔内装置の副作用に関しては、短期および長期にかかわらず報告されている。しかしながら、状況によっては治療効果を優先させる必要もあるため、定期的な観察により防いでいくことが重要である。

また、製作時や咬合調整時には図12の器具を使うとよいだろう。

03 チェアーサイドでのブラキシズム診療

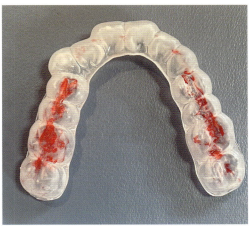

図⓫　咬合調整

咬合圧　→　同程度〜少なめ
咬合接触面積　→　同程度〜少なめ

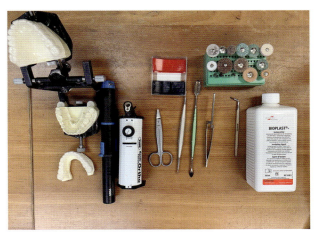

図⓬　調整道具一覧

◆歯科医院でのスプリントやナイトガード製作プロセス

①診察とカウンセリング
- 歯科医師が歯ぎしりの症状や口の状態を診察
- スプリントやナイトガードの必要性や種類について説明

②歯型の採取
- 口のなかにトレイを入れて、アルジネートなどで印象採得
- 製作方法（バキュームタイプ、コンプレッサータイプ）により適宜、模型調整

③スプリントやナイトガードの製作
- 硬性素材や軟性素材で製作

④フィッティングと調整
- 完成したスプリントやナイトガードを装着し、フィット感の確認や咬合調整

Chapter 4 — 04 チェアーサイドでの睡眠時無呼吸

歯科医院で睡眠歯科を導入しよう / Y.SASAO

睡眠時無呼吸症の治療をお願いします

承知いたしました。紹介状はお持ちですか？

はい、持ってきています。これをお願いします

お預かりいたします

診療はどのようなことをしますか？

おおよその治療の流れを申し上げますと、最初にお口のなかを見せていただいたり、写真やX線写真を撮らせていただいたりします。場合によっては内視鏡でお鼻の奥を覗かせていただきます。その結果、マウスピースで治療をしたほうがよいと先生が判断されたら、歯型を採って治療を始めていきます

何回くらい通えばいいですか？

歯型を採ったら次の回にはマウスピースをお渡しできるのですが、それで終了ではありません。その後、2〜3週間に1回くらいのペースで通っていただき、半年くらいかけて調整していきます。ある程度目途がついたら主治医の先生のところでマウスピースを装着した状態での睡眠検査を受けていただきます。その後も管理が必要ですので、長期的に通っていただくことになるかと思います

スムーズな睡眠時無呼吸治療はスタッフの活躍が鍵

閉塞性睡眠時無呼吸（OSA）治療の導入にあたり、診療の流れを図1に示す。「受付での問診票記入→診療室での所見採取・検査・診断・治療方針の決定→口腔内装置（Oral Appliance：OA）治療の実施（タイトレーション、症状の確認、睡眠衛生の確認）→睡眠検査によるOA治療効果判定」といった流れで進めていく。スムーズな診療を行うためにも、各ステップにおいて各スタッフが大切な役割を担っている。具体的な内容を、以下に示す。

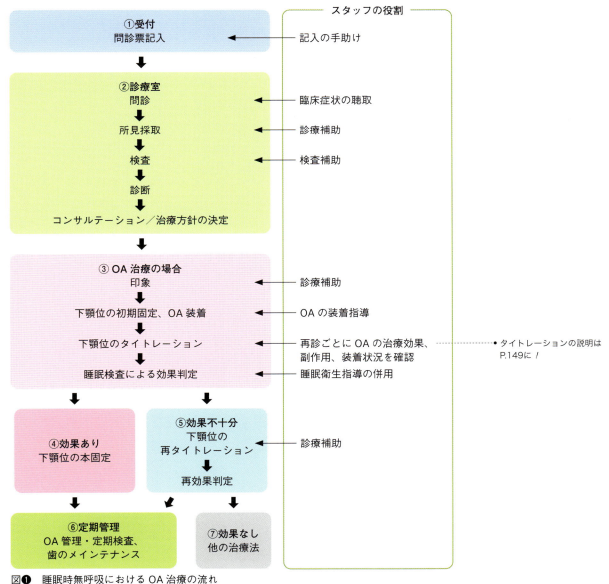

図❶　睡眠時無呼吸におけるOA治療の流れ

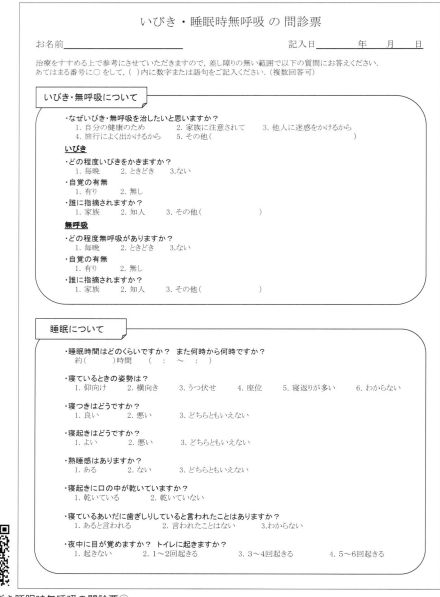

図❷a　いびき睡眠時無呼吸の問診票①

①まず受付にて問診票の記入を行う。問診票の内容は、図2に示すように「いびき・無呼吸、睡眠、日中眠気、全身状態」について問う。受診の動機・経緯、いびきや睡眠時無呼吸の状況、睡眠の状態、日中の覚醒状態への影響、全身への影響、臨床症状、体格など、現在の状態を把握するために用いる。

日中眠気については、Epworth Sleepiness Scale（ESS）を用いると評価しやすい

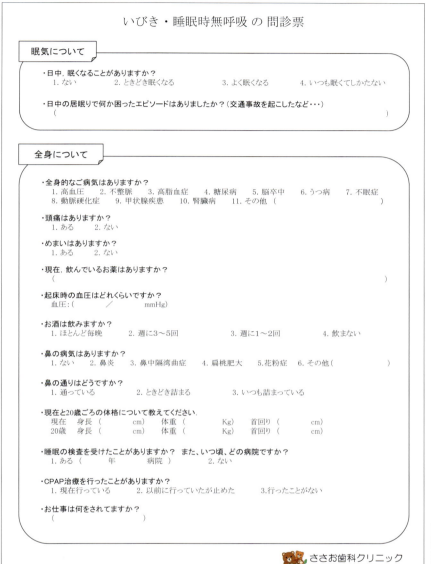

図❷b　いびき睡眠時無呼吸の問診票②

（**図3**）。待合室での時間を有効活用するためにも、受付スタッフによるスムーズな導入が重要である。

②診療室に入室すると、医療スタッフによる聴取を行う。誰でも画一的に聴取できるように**図4**のような問診用紙（シールにすると便利である）を使用するとよい。紹介元、かかりつけ歯科医院、受診の動機、治療の目的、症状、睡眠検査の結果、CPAP使用

眠気の自覚的評価
Epworth Sleepiness Scale(ESS)

記入日　　年　月　日	氏名

最近の眠気の程度について，以下のように0〜3点の4段階でお答えください．

- 0：決して眠くならない
- 1：まれに眠くなる
- 2：ときどき（1と3の中間）眠くなる
- 3：眠くなることが多い

注意＊最近の日常生活のことを思い出してご記入ください．
　　＊質問の中に，最近経験されていないこともあるかもしれませんが，もしその状況があったとしたらどうなるかを想像してご記入ください．

	点数
座って読書をしているとき	
テレビを見ているとき	
公共の場所で座って何もしないとき（映画館や会議）	
他の人が運転する車に1時間同乗しているとき	
状況が許せば、午後横になって休息するとき	
座って誰かと会話しているとき	
昼食後（お酒を飲まずに）静かに座っているとき	
自分で運転中、交通渋滞で2〜3分止まっているとき	
合計点→	

///// 評価 /////
- 判定スコアは0点から24点で，Johnsの成績では，軽症のOSASでは11.0±4.2SD，中等症で13.0±4.7SD，重症で16.2±3.3SDであったと報告されている．
- ESSスコアは、いびき、OSAS重症度、酸素飽和度低下とも相関があり、10以下のものをESS正常群と分類する．

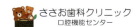
ささお歯科クリニック
口腔機能センター

図❸　眠気の自覚的評価

経験の有無など、紹介状のなかにある情報や患者本人から聴取して、できるかぎり空欄を埋めていく。

その後、歯科医師にバトンタッチし、視診や問診、X線検査や内視鏡検査などを実施し診断に必要な所見を採取していく（内容の詳細は他書に譲る）。本書の「無呼吸と睡眠」の項目に述べているように、1．OSAの解剖学的原因、2．OA治療の効果予測の診断

04 チェアーサイドでの睡眠時無呼吸

睡眠歯科外来所見

紹介元：	かかりつけ歯科医院：
受診の動機：	治療の目的：

症状：・いびき　　　　　（　なし・あり　）
　　　・熟睡感の欠如　　（　なし・あり　）
　　　・日中眠気　　　　（　なし・あり　）＝ESS（　）点
　　　・中途覚醒　　　　（　なし・あり　）＝（　　　）回
　　　・夜間頻尿　　　　（　なし・あり　）＝（　　　）回
　　　・頭痛　　　　　　（　なし・あり　）
　　　・起床時高血圧　　（　なし・あり　）
　　　・めまい　　　　　（　なし・あり　）
　　　・不眠　　　　　　（　なし・あり　）
　　　・その他気になることは？（　　　　　　　　　　）

睡眠検査：（　　　）年（　　　）月（　終夜睡眠PSG　・　簡易アプノモニター　）
　　　　　AHI（　　　　　）REI：（　　　　　）ODI（　　　　　）

CPAP治療の経験：（　あり・なし　）（　使用中・脱落　）

口腔内視診：mallampati 分類（　Ⅰ・Ⅱ・Ⅲ・Ⅳ　）
　　　　　　口蓋扁桃肥大（　なし・Ⅰ・Ⅱ・Ⅲ　）

鼻腔疾患：鼻炎（　あり・なし　）
　　　　　鼻腔狭窄／鼻中隔湾曲症（　あり・なし　）

いびき音テスト：いびき（　できる・できない　）＝改善の自覚（　あり・なし　）

頭部側面規格X線写真検査 Cephalometry：
　　（　軟口蓋過長・軟口蓋肥大・顎下軟組織過大・小下顎・
　　　舌骨低位・アデノイド肥大・　　　　　　　　　　　）

経鼻内視鏡検査 Nasoendoscopy：
　鼻咽腔：安静時（　健常・狭窄　）
　　　　　下顎前方移動により（　開大する・開大しない　）
　　　　　開大する場合：タイプ（　All round type ・ Lateral dominat type　）
　　　　　　　　　　　　開大率（　2倍以内・2倍くらい・2倍以上　）
　　　　　　　　　　　　変化（　1/3→3/3まで開大・2/3から開大しない　）
　中・下咽頭腔：安静時（　健常・狭窄　）
　　　　　　　　下顎前方移動により（　開大する・開大しない　）

■ 医療スタッフによる聴取
■ 歯科医師による所見採取・検査

図❹　初診時の問診・検査用紙

を行い、患者と治療方針を決定していく。

③治療方針としてOA治療が選択された場合には、まず初回に上下顎の印象採得を行う。これをもとに技工室にて上下のマウスピースを製作し、次回に上下のマウスピースを口腔内に装着する。装着日には、下顎を前方に誘導し口腔内で即時重合レジンを用いて上下の仮固定を行う（下顎位の初期固定）。同日、スタッフは説明書（図5）を用いてOAの使用方法、副作用、手入れの方法など装着指導を行う。

初回の下顎位が必ずしも適切とは限らないため、再診のたびに治療効果と副作用のバ

睡眠時無呼吸用マウスピースを装着される患者さんに

睡眠時無呼吸用マウスピースは，呼吸しやすくするために下あごを前に出した状態で固定する装置です。

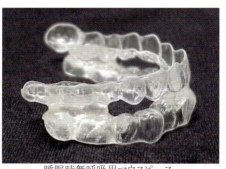
睡眠時無呼吸用マウスピース

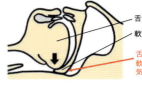
無呼吸状態
舌／軟口蓋
舌が重力で落ち込み，軟口蓋がはさまって気道がつまった状態．

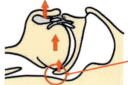
装着時
無呼吸用マウスピースを装着し下あごを上方に突き出すと，舌（および軟口蓋）も上方に移動し，気道が確保されます．

1. マウスピース装着による違和感および併発症（副作用）

- 入眠時にはマウスピースの違和感でなかなか寝つけない場合もあります。夜中に目が覚めてしまう場合もあるかもしれません。最初は朝までの装着は難しいですが、できるだけ装着するようにして下さい。慣れるまで1週間以上かかる場合もあります。
- 起床時には歯が浮いたような感じや咬み合わせが分からないような違和感が生じます。通常30分くらいで違和感は薄らいでいきます。<u>歯の痛みやあごの痛みを感じた場合は、使用を一時中断して下さい。</u>
- 何年も使用している間に、歯並びが微妙に変わっていくことがあります。上の歯は内側に、下の歯は外側に傾斜し前咬みになる傾向があります。いったん変わった歯並びはもとには戻せません。これをできる限り予防するために、<u>毎朝、はずした直後にあごを元に戻す体操をしてください。また、朝食を奥歯で咬むように意識して食べて下さい。</u>

2. マウスピースの清掃と保管

- マウスピースは毎朝歯ブラシで水洗いして下さい。歯磨剤は削れてしまうので使用しないで下さい。
- <u>お湯につけると変形して使えなくなりますのでご注意ください。</u>
- タンパクなどの見えない汚れが付着したり黄色く着色したりしますので、義歯洗浄剤で洗浄・消毒してください。さらに、マウスピース用除菌スプレーと併用するのもよいでしょう。

3. マウスピースの調整

- あごを固定する位置は効果と副作用をみながら決定していきます。マウスピースの完成までには数回の通院・調整が必要です。
- マウスピースの材質はプラスチックですので、ひびが入ったり壊れたりすることがあります。その場合は、修理しますので御連絡ください。壊れた程度によっては新しく作らないといけない場合もあります。

4. 効果の判定

まずは家族の方に「いびきが小さくなったか」、「呼吸が止まることがなくなったか」確認してもらってください。その後、マウスピースの効果の判定のために睡眠検査を行います。

5. 定期ケア

- マウスピースの固定源は歯です。虫歯や歯周病などで歯を失うと装着できなくなります。睡眠時の呼吸機能を守るためにも、歯の定期検診や専門的口腔清掃を受けてください。
- 体は変化していきます。1年に1回は簡易な睡眠検査を受けることをお勧めいたします。

※その他不明な点がある場合は担当医に連絡して下さい。

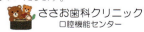
ささお歯科クリニック
口腔機能センター

図❺　OA治療の説明書

いびき　　　　（なし・あり）	OAを朝まで装着　（できている・できていない）
熟睡感の欠如　（なし・あり）	週に何回装着する　（7・6・5・4・3・2・1・0）
日中眠気　　　（なし・あり）＝ESS（　）点	顎の痛み　　　　（なし・あり）
中途覚醒　　　（なし・あり）＝（　）回	歯の痛み　　　　（なし・あり）
夜間頻尿　　　（なし・あり）＝（　）回	咬み合わせの違和感（なし・あり）
頭痛　　　　　（なし・あり）	咬合を戻す運動を　（行っている・行っていない）
起床時高血圧　（なし・あり）	睡眠障害12の対処　（できている・できていない）
めまい　　　　（なし・あり）	睡眠時間　　　（　　　）時間
不眠　　　　　（なし・あり）	その他気になること（　　　　　　　　）

図❻　再診時の問診用紙

ランスを確認しながら下顎位を調整していく。このように月日をかけて繰り返し下顎位を調整していく医療行為を<mark>タイトレーション</mark>と呼ぶ。タイトレーションでは再診ごとに治療効果、副作用、装着状況を確認する必要があるため、スタッフが画一的に聴取できるように図6のように問診用紙（シールにすると便利である）を使用するとよい。

　タイトレーションの通院中に、睡眠衛生状態も確認するとよい。睡眠の質を低下させるOSA以外の要素を排除するために必要に応じて<mark>睡眠衛生指導</mark>を行う。

　タイトレーションを行い、ある程度OA治療の目途が立った時点で、睡眠検査による治療効果判定を行う。睡眠検査は検査機器があれば自院にて実施できるが、OAの治療効果を共有するためにも紹介元の主治医にて実施してもらうのがよい。

④睡眠検査の結果、OAの治療効果が得られた場合には最終顎位とし、本固定する。

⑤睡眠検査の結果、OAの治療効果が不十分だった場合には、さらにタイトレーションを行っていく。再び目途が立った時点で睡眠検査による効果判定を行う。

⑥OAの治療効果が得られた後には、定期管理を行っていく。管理する内容はOAの装着状況の把握、OAの維持力低下や破損などへの対応、咬合の変化や顎関節症、歯の疼痛など副作用への対応、睡眠検査によるOAの治療効果が維持されているかの確認などである。長期管理になると睡眠モニターによる検査は患者にとってやや面倒となるので、パルスオキシメータ検査などでスクリーニングするとよい。また一方、<mark>OAが良好に維持されるためにも歯のメインテナンスは重要</mark>である。OA管理においても歯科衛生士の活躍の場である。

⑦OAの治療効果が得られなかった場合には、他の治療法を検討する。

OA治療を行うにあたり、タイトレーションは必須です

　OSAの臨床においても、<mark>スタッフがいかに知識をもって対応できるかがポイント</mark>である。歯科医師のみが睡眠の知識をもっていても診療は片手落ちである。効率よくスムーズに診療を進めるためにも、また質の高い医療を提供するためにも、ぜひスタッフもみんな睡眠分野を勉強し、歯科医院でおおいに活躍してほしい。

| Chapter 4 | 05 | 医療連携での睡眠歯科 |

歯科医院で睡眠歯科を導入しよう

こちらの歯科医院で睡眠時無呼吸症の治療ができるって聞いたんですが

 はい、専用のマウスピースをお作りすることができます。睡眠時無呼吸症と診断されていらっしゃいますか？

妻から寝ているときに「息がとまってるんじゃないか」と言われて

 そうでしたか。お医者さんで睡眠の検査を受けられたことがありますか？

いえ、受けていません。受けていないと治療できないんですか？

 そうなんです。治療の流れをご説明しますね

医療連携の成功は"手紙のキャッチボール"にあり

　何か疾病を疑う場合、必ず検査があり、検査結果をもとに診断して病名が確定してから治療を始める流れは世界共通である。たとえば、う蝕においても歯が欠けているからとすぐに歯を削り始める歯科医師はいないはずだ。症状を確認し、X線撮影などの検査を実施し、検査結果をもとに診断して治療方針を決めてから治療にあたると思う。

　う蝕や歯周病の場合は歯科医師が検査や診断、治療方針を決定するので、院内で検査から治療まで行うことが可能だが、閉塞性睡眠時無呼吸（OSA）などの睡眠障害では対応が異なる。日本において、OSAに対する口腔内装置（OA）は歯科で製作するが、OSAを含む睡眠障害の検査や診断、CPAP適応かOA適応かの治療方針の決定は医科で行うことと定められている。したがって、OSAはう蝕や歯周病とは異なり、院内で検査から治療まですべて行えない疾病であることを念頭におき、医科との医療連携が必須であることを忘れてはならない。

　OSAを診る医療機関は睡眠科だけではなく、耳鼻咽喉科や循環器内科、呼吸器内科など、さまざまな医療機関が睡眠検査を実施している。もちろん、すべてのクリニックが実施しているわけではないので、各医療機関のホームページや電話で確認してほしい。睡眠検査を実施している近隣の医療機関と連携すればよいと思われるが、理想はPSG検査が可能な有床診療所で、臨床検査技師が在籍している医療機関が望ましい。

◆押さえておきたい医療連携の流れ

　本項では円滑な医療連携を実現するための診療情報提供書などの書式を紹介するが、まずはOSAにおける医療連携の基本的な流れを以下に示す。気をつけなければならないのは、義歯を製作するのと同じようにOSAのためのOAに関して検査から製作まで院内で完結できると思っている患者が多く存在することだ。また、OAを製作した後に医科で装置の効果判定が必要なことを理解している患者は少ないと思われる。正しいOSA治療には医療連携が必要不可欠であるが、医療者側だけが理解していても患者側がその必要性を理解していなければ、どれほど紹介状を書いても受診してもらえないので、連携が途絶えてしまい、科学的根拠のあるOSA治療が達成できるとはいい難い。

　患者が紹介状を持って医科のクリニックを受診する前に、必ずこの医療連携の流れを事前に説明しておくことをお勧めする。とくにOAの効果判定のために再度睡眠検査を受けてもらうことは、医科を受診し費用を払って睡眠検査を受けてもらうことになる。OAを製作する場合は効果判定までがセットだと事前に十分に説明しておくことで、患者との認識の違いを未然に防ぐことができる。

　まず、医療連携の基礎として大切なのは、"会話のキャッチボール"ならぬ"手紙のキャッチボール"である。患者ごとに手紙（診療情報提供書などの紹介状、報告書など）を送り合うことで、連携先のクリニックとの関係性が深まっていく。その積み重ねが信頼を生み、

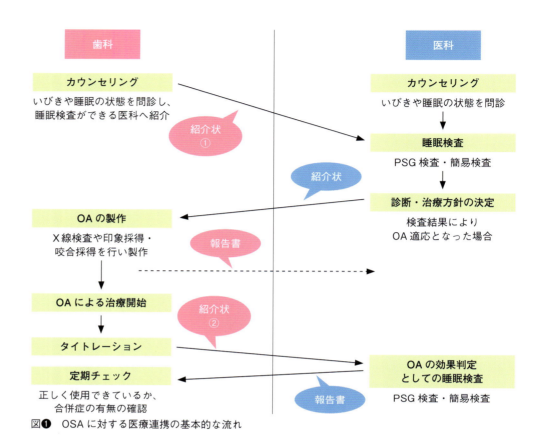

図❶ OSAに対する医療連携の基本的な流れ

OSAの患者を紹介してくれるようになる。それが長期的な医療連携の基盤となる。OSAに対する医療連携の基本的な流れのなかで、最低限必要な"手紙のキャッチボール"のタイミングを図1に示す。

歯科医院で医科を未受診の患者からいびきや無呼吸の相談、OAの製作依頼があった場合、検査と診断、治療方針の決定を行ってもらうために医科に紹介する。その場合の紹介状①を図2に示す。

◆紹介状①　例文

ここで大切なことは、例文内の下線で示した文章を入れることである。すべての医科の先生が、歯科でOSAのためのOAを製作できることを知っているわけではない。また、紹介先の歯科医院でOAを製作できるのか不明の場合、別の歯科医院や歯科口腔外科のある病院へ紹介されてしまい、患者が戻ってこない可能性もある。必ず、下線で示したような文章を入れ、OSA治療の選択肢としてOAがあること、自院でOAが製作できることを書き添えておく。

医科で検査と診断、治療方針が決定されてOSA治療としてOAが適応と判断された

病名	OSA 疑い
紹介目的	PSG 検査等、精査お願いします
既往歴	高血圧症（○○内科かかりつけ）
経過	平素よりたいへんお世話になっております。 当院かかりつけの患者さんですが、奥様からいびきと、 睡眠中に息をしていない可能性を指摘されたそうです。 日中傾眠もあり、ESS 11点でした（別紙）。 上記病名の疑いがあるため、貴院を紹介させていただきました。 ご多忙中誠に申し訳ございませんが、御高診よろしくお願いいたします。 なお、口腔内装置適応の際は当院にて製作させていただきますので、ご依頼いただけますと幸いです。

図❷　歯科から医科への紹介状

ご報告書

★★睡眠クリニック
★★先生　御侍史

平素よりたいへんお世話になっております。
貴院よりご依頼いただいた○○様ですが、△月□日に当院に来院されたことをご報告いたします。今後は口腔内装置を製作し、経過良好と判断した後に貴院へ装置装着下での睡眠検査をお願いさせていただく予定です。
今後とも医療連携をよろしくお願い申し上げます。

☆☆歯科医院
院長　☆☆

図❸　歯科から医科へのご報告書

場合、検査結果を添えて医科から紹介状を渡された患者が来院する。その際、来院したことを紹介先に知らせる「ご報告書」を図3のように送ってほしい。

◆ご報告書　例文

　OSA 治療における OA 製作は検査から装置装着までにさまざまな工程があり、期日がかかる。また、CPAP と同様に下顎前方移動量やリリーフ部位の調整が必要な場合も多く、1回で適正な位置に設定できるとは限らない。さらに、装置の効果判定を行うタイミングとしては装置に慣れてからであるため、2〜3ヵ月は使用してからが望ましい。

　そのため、OA の製作依頼があってから効果判定に至るまでに最低でも約3ヵ月間は医科の受診間隔が開いてしまうので、装置の効果判定までの工程に詳しくない、もしくは効果判定の必要性をご存じない医科の先生にとって、ご報告書がないと約3ヵ月間その患者が歯科を受診したのかもわからず音信不通になってしまう。筆者は、ご報告書には患者の来院の他に、下線のように効果判定のための逆紹介が後々あること、その逆紹介のタイミングは装置製作後すぐではないことを記載している。ぜひ参考にしてほしい。

　患者に OA を製作し、調整も済んで違和感なく使用できていると判断したら、その装置

病名	OSA
紹介目的	口腔内装置の効果判定をお願いします
既往歴	高血圧症（○○内科かかりつけ）
経過	平素よりたいへんお世話になっております。 貴院よりご依頼いただいた方ですが、△月□日に口腔内装置を製作いたしました。現在装着にも慣れ、日中傾眠も改善されてきているそうです（ESS 11→5） つきましては、口腔内装置の効果判定として装置装着下での睡眠検査をお願いいたします。なお、効果不十分だった場合は再調整させていただきますのでご指示ください。 ご多忙中誠に申し訳ございませんが、御高診よろしくお願いいたします。

図❹　口腔内装置の効果判定のための紹介状

ODI（酸素飽和度低下指数）
ベースラインの血中酸素飽和度（SpO$_2$）から規定の値（たとえば3％、4％など）だけ低下して元に戻るというイベントを1回とカウントし、モニター時間で割ったものを、3％ODI、4％ODIと呼ぶ

がOSA治療のための科学的根拠のある装置となり得ているかを医科に判断してもらうため効果判定を依頼する必要がある。そのための紹介状②の例文を図4に示す。

◆紹介状②　例文

ここで大切なのは、効果判定をお願いする文章の他に、下線のように再調整の可能性があることを書き添えることだ。OAを装着して、ESSなどの患者の自己評価で軽快に向かっている印象があったとしても、睡眠検査でAHIやODIに十分な改善が認められない場合、医学的に効果のある装置になっているとはいえず、再度の調整を検討する必要がある。OAが効果判定時以上の効果を得ることができないと思っている医師も多く、歯科側から再調整できる選択肢があることを知らせなくてはいけない。実際、効果判定時に改善が認められず再調整し、2回目の効果判定で改善を認めた症例も多く存在する。効果判定と再調整こそ、OSA治療としてのOAの存在意義をさらに高める行程である。効果判定を実施していないOAは、単なる治療効果のない"下顎を前に出す装置"でしかない可能性は否定できない。信頼して受診してくれている患者のためにも、的確な紹介状を作成して治療を貫徹させてほしい。

また、例外としてOSA以外の睡眠障害の可能性がある患者が来院することも稀にある。その場合は近隣のクリニックというより、大学病院などの睡眠専門医療機関へ紹介することが望ましい。最寄りの専門医療機関がわからない場合、日本睡眠学会が紹介している専門医療機関から検索されることをお勧めする[3]。OSAを疑う患者がいるが、どこへ紹介したらよいかわからない場合や小児でOSAを疑う場合においても同様に参考にしてほしい。

小児でOSAを疑う場合は、どの程度なら紹介すべきか迷うこともあると思う。しかし、小児OSAの重要な症状の一つである"いびき"については、歯科を含めた小児医療にかかわるすべての医療従事者は日常臨床において問診を行わなければならないといわれて

病名	OSA疑い
紹介目的	精査、御加療をお願いします
既往歴	アレルギー性鼻炎、口蓋扁桃肥大
経過	平素よりたいへんお世話になっております。当院かかりつけの患児ですが、アレルギー性鼻炎で慢性的に鼻閉があり口蓋扁桃肥大も認め、頻繁に夜間のいびきを認めております（母親にいびき動画を撮ってもらってあります）。歯科的にも口唇閉鎖不全症、アデノイド様顔貌を認め歯列が狭窄しており、今後は筋機能療法と歯列矯正治療の開始を予定しております。貴院と連携して患児の成長発達をサポートできましたら幸いです。今後ともよろしくお願い申し上げます。

図❺ 小児OSAを疑う場合の紹介状

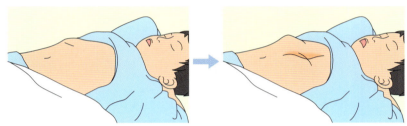

図❻ ビデオによる睡眠観察記録。吸気時に胸骨・肋骨は強く陥凹する

おり[1]、少しでも睡眠障害の国際分類に明記されているような症状があってOSAが疑わしいと思う場合は、顎顔面領域の専門家である歯科として積極的に医科へ紹介すべきであると考える。小児OSAを疑う場合の紹介状の例文を図5に示す。

● 詳細はP.28参照

◆小児紹介状　例文

　小児OSAは成人と同じで、一般歯科や小児歯科、矯正歯科だけで解決できると思ってはいけない。医科と連携したうえで、早期に対応することによって子どもたちをよりよい成長発達へと導くことができる。紹介する際、紹介文の下線にあるように参考資料として保護者に睡眠時のいびき動画（図6）を撮影してもらうとよい。撮影方法は、いびきのひどい時期に、顔と前胸壁をはだけた状態で5〜10分間ほど記録してもらうと診断に非常に有用であるとされる[2]。いびきを疾患の症状の一つだと認識していない保護者も多く、将来の成人OSAの患者数を減少させるためにも歯科でのスクリーニングの意義は非常に高い。小児睡眠医療での医療連携において、今後の歯科の活躍が期待されている。

　最後に、小児から成人まで、医療連携なくして科学的根拠のあるOSA治療は成し得ないことを、歯科医療従事者は必ず理解してほしい。

【参考文献】
1) Marcus CL, et al: Diagnosis and management of childhood obstructive sleep apnea syndrome. Pediatrics, 130：576-584, 2012.
2) 宮崎総一郎, 他：小児の睡眠呼吸障害；いびき, 無呼吸. 口咽科, 17(2)：169-176, 2005.
3) 一般社団法人日本睡眠学会ホームページ 睡眠医療認定一覧.

睡眠にまつわるQ&A

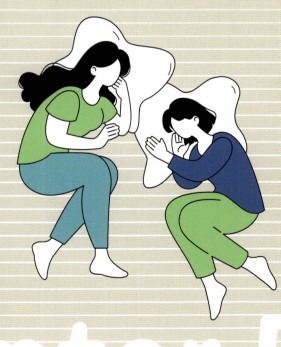

Chapter 5

Chapter 5 睡眠 Q&A

Chapter1〜4で取り扱ったテーマをそれぞれQ&Aにまとめて、執筆した先生方にご回答いただきました。詳細を知りたい場合は各項目をご覧ください。

Q 睡眠歯科って必要ですか？ \Chapter 1-01/

A 人生の1/3は睡眠時間です。5人に1人は睡眠障害の可能性があると報告されています。いびき、睡眠時無呼吸、歯ぎしりなどは歯科で対応できる治療法もあり、医科の世界からも必要とされています。疾患を発見しやすいのも歯科受診時です。また、睡眠の知識があれば、有病者歯科でも有益な指導ができます。

Dr. 藤巻

\Chapter 1-02/

Q 睡眠時無呼吸と睡眠時ブラキシズムはどちらが重要ですか？

A どちらも重要です。睡眠時無呼吸は医科歯科連携で診断および治療、睡眠時ブラキシズムは歯科のみで診断および治療できます。どちらも睡眠に関して影響が出るため、しっかり診ることが求められます。

Dr. 藤巻

Q 矯正歯科で睡眠時無呼吸は治りますか？ \Chapter 1-03/

A 睡眠時無呼吸の治療において、矯正歯科は期待されている分野ですが、まだ明確な根拠を示せていないのが現状です。ただし、効果がないわけではないので、患者さんへの説明には注意しましょう。今後、医科と連携した調査・研究が期待されます。

Dr. 夫馬

睡眠 Q&A

Q 誤嚥と睡眠は関係ありますか?

\Chapter 1-04\

A 食事の誤嚥は咽頭期で起こりますが、その原因は先行期に存在することが結構あります。咽頭機能が健常であっても、睡眠不足、睡眠の質の悪化、薬剤の副作用などで覚醒不良状態の場合、嚥下反射や咳反射が鈍っているので、誤嚥しやすくなります。

Dr. 佐々生

Q 小児歯科で睡眠の知識は必要ですか?

\Chapter 1-05\

A 睡眠障害が成長発達に影響を与えていることが報告されており、とくに舌など口腔周囲と睡眠呼吸障害の関連は重要なトピックです。小児の成長発達を見守る役割もある小児歯科において、睡眠の知識は基本中の基本といっても過言ではありません。

Dr. 夫馬

Q 乳幼児でも睡眠の問題はあるのですか?

\Chapter 1-06\

A あります。乳幼児期から睡眠時無呼吸を発症している場合もあり、その発生頻度は無視できない頻度です。そうならないためにも、乳幼児期での睡眠呼吸障害の発症予防、重症化予防に繋がる対策を知る必要があります。

Dr. 夫馬

\ Chapter 1-07 /

Q 子どもたちの睡眠のトラブルを減らすにはどうすればよいですか？

A まずは年齢ごとに必要な睡眠時間を知り、睡眠の質を阻害しているものを把握します。阻害しているものは一つとは限りません。睡眠衛生環境を整えることが大切です。一つ一つ対策を立てていくようにしましょう。

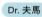
Dr. 夫馬

Q アスリートはよく寝るイメージなのですが、眠れていないのですか？

\ Chapter 1-08 /

A アスリートは、一般人よりしっかりと眠らなければいけないはずなのですが、実際には眠れていない可能性が指摘されています。それは機能的問題以外に、プレッシャーや疲労なども考えられています。

Dr. 藤巻

\ Chapter 1-09 /

Q 歯ぎしりやくいしばりをなくせますか？

A 「0（無）」にすることは難しいと思います。理由としてはストレスが無になることは考えにくいからです。しかし他科連携も行うと、基準の4回/1時間以下に近づける、もしくは達成することは可能かと思います。

Dr. 藤巻

睡眠 Q&A

Q 睡眠時無呼吸患者を みつけるコツはありますか？

\Chapter 1-10/

A あります。全身、顔貌、口腔、鼻腔、咽頭などの解剖学的特徴を把握していれば、みつけられる確率が高くなります。また、問診や会話のなかでみつけることもあります。

Dr. 佐々生

\Chapter 1-11/

Q MFTを続ければ 睡眠呼吸障害はよくなるのですか？

A 筋力をつければよいわけではなく、MFTをやり続ければよいわけでもありません。また、呼吸に関係する筋肉だけにアプローチしてもよくなりません。全身の筋肉トレーニングと同じく、柔軟性やバランス、正しい姿勢を身につけることも大切です。

Dr. 夫馬

Q CBCTで睡眠呼吸障害の 重症度はわかりますか？

\Chapter 1-12/

A CBCT撮影時は起きている立位の状態であり、本来の睡眠時の状態を表していません。単独で重症度を判定する検査法ではありませんが、睡眠呼吸障害の発症因子が確認できる場合もあります。検査ごとの被曝もあるため、メリット・デメリットを考えて適切に用いましょう。

Dr. 夫馬

\ Chapter 1-13 /

Q 気道はどう診ればよいのですか？

A 気道を診る理由は睡眠呼吸障害か否かを知りたいからだと思いますが、形態だけでその病態は語り尽くせません。睡眠呼吸障害が発症するメカニズムを知り、そのうえで気道を診るべきです。医科との連携は必須だと思ってください。

Dr. 夫馬

Q 有病者歯科と睡眠はどのような関係がありますか？

\ Chapter 1-14 /

A 歯科医院で多系統萎縮症や睡眠時無呼吸、レストレスレッグス症候群などをみつけることがあります。また、パーキンソン病に合併する日中眠気、レストレスレッグス症候群、REM睡眠行動異常症などに注目すると、摂食嚥下に関する有益な指導を行うことができます。

Dr. 佐々生

Q 鼻の疾患や睡眠時無呼吸が疑われる場合、どうすればよいですか？

\ Chapter 1-15 /

A 医科歯科連携で耳鼻咽喉科に紹介し、情報提供書を書きます。その際、こちらの紹介理由をなるべく詳細に書いています。

Dr. 藤巻

162　睡眠にまつわるQ&A

睡眠 Q&A

Q 高齢者の睡眠は短くてよいのですか?

\ Chapter 1-16 /

A 加齢によって睡眠時間は短くなっていき、深い睡眠もしづらくなっていきます。活動量が減ってきた高齢者の睡眠時間が短くなるのは自然ですので、状況を把握して適切に指導しましょう。

Dr. 佐々生

Q 栄養に関して、管理栄養士に任せてはいけないのですか?

\ Chapter 2-01 /

A 連携できる栄養士や管理栄養士がいるのであればよいのではないでしょうか? ただし、丸投げではなく、どのような患者さんを任せるかなどは、やはり歯科医師も栄養について知っているほうが、よりよい連携ができると思います。

Dr. 藤巻

Q 歯科でどこまでメンタルに介入すべきですか?

\ Chapter 2-02 /

A 正直、治す必要はないと考えています。ただし、臨床心理士などと連携できるようにしていると、よりよい睡眠医療が展開できると考えています。

Dr. 藤巻

163

\Chapter 3-01/

 Q 姿勢が悪い場合、咬合治療ですか？他科へ紹介ですか？

A 先生方でいろいろな考え方があってよいと思っています。筆者の場合、あきらかな不正咬合が認められない場合は、整形外科や柔道整復師、理学療法士などと連携しています。そのうえで必要に応じて、咬合治療で介入しています。
Dr. 藤巻

 Q 枕に関して詳しくありません。どうしたらよいですか？

\Chapter 3-02/

A 枕選びは寝具店にお任せすべきと考えます。地域や近隣に枕や寝具の専門店があれば、そこに相談するのはいかがでしょうか？
　筆者の場合、患者さんに合わせて複数の業者を紹介できるようにしています。
Dr. 藤巻

 Q 睡眠の環境にどこまで踏み込むべきでしょうか？

\Chapter 3-03/

A 筆者の場合、睡眠自体をよくしたいという想いから、配布物やSNSなどでも積極的に情報を伝えています。そして、質問にお答えすることで、睡眠改善に繋がっていると考えており、診療自体もうまくいくことが多いと思います。
Dr. 藤巻

睡眠 Q&A

Q 最近は、入浴をシャワーだけで済ませる人が多いようですが、どのように指導されていますか？

\Chapter 3-04/

A 基本的には湯舟に浸かることを推奨しています。しかし、さまざまな事由でシャワーだけの方もいるので、その際は可能であれば、シャワーの当て方を工夫するように伝えています。

Dr. 藤巻

Q どのタイミングでストレッチを行うのがよいですか？

\Chapter 3-05/

A まずは継続的に行うことが大事なので、行える時間帯をみつけるとよいと思います。そのうえで、行えるようであれば、昼（または休憩時）や入浴後などを勧めています。

Dr. 藤巻

Q スタッフへはどのように指導していますか？

\Chapter 3-06/

A まずは他人事ではなく自分事として捉えてもらい、家族や周りの人に伝えられるように意識してもらっています。基本的にこの書籍にあることを伝え、そのうえで、興味をもったことを掘り下げて伝えています。

Dr. 藤巻

Q いきなり睡眠の話をして患者は引きませんか？

\Chapter 4-01/

A 主訴が睡眠でないかぎり、いきなり睡眠については話しません。問診や会話のなかから探り、その返答や口腔内所見から、睡眠障害の可能性があれば少しずつ伝えていきます。

Dr. 藤巻

Q 問診票は睡眠専用でないといけませんか？

\Chapter 4-02/

A 専用でなければならないことはありません。ただし、専用の問診票のほうがより詳細に、そして症状などを特定しやすいという利点があります。

Dr. 藤巻

Q 説明はおもに誰が行いますか？

\Chapter 4-03/

A 可能であれば、歯科医師、歯科衛生士、歯科助手の全員が説明できるとよいと思います。診断に関する説明はもちろん歯科医師から行いますが、診療の説明は可能であれば歯科衛生士にしてもらいます。睡眠衛生の場合、たとえば睡眠環境などについては歯科助手が説明しています。

Dr. 藤巻

166　睡眠にまつわる Q&A

睡眠 Q&A

Q 睡眠時無呼吸の診療にスタッフはどのようにかかわればよいですか？

\Chapter 4-04/

A 待合室での受付スタッフによる問診票の導入、診療室での歯科衛生士による聴取、検査や治療の補助、説明書を用いたOAの取り扱い指導、定期管理など、さまざまな役割があります。
効率よく質の高い医療を提供するためにも、スタッフは重要です。

Dr. 佐々生

Q 睡眠時無呼吸を疑ったとき、医科の先生にどう紹介状を書けばよいですか？

\Chapter 4-05/

A よく聞かれますが、あまり堅苦しく考えないことです。医科の先生方は協力的な先生が多いです。ただし、診断するのは医科ですから、こちらが疾患を決めつけたり、検査方法を指定することは控えましょう。睡眠時無呼吸における医療連携の流れを知っておくとよりよいです。

Dr. 夫馬

著者略歴

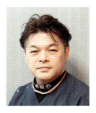

藤巻弘太郎（ふじまき こうたろう）

2000年　日本歯科大学歯学部卒業
2004年　日本歯科大学大学院歯学研究科（放射線科）修了、博士（歯学）取得
2004年　パストラル歯科、他勤務
2016年　ぷぱいオハナ歯科を開業
2022年　ルイ・パストゥール医学研究センター研究員（兼任）

日本睡眠歯科学会 認定医
日本スポーツ協会 公認スポーツデンティスト
日本スポーツ歯科医学会 専門医・指導医
日本口腔検査学会 認定医
ジャパンオーラルヘルス学会 歯科ドック認定医・予防歯科認定医

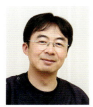

佐々生康宏（ささお やすひろ）

2000年　大阪大学歯学部卒業
2004年　大阪大学大学院歯学研究科修了、大阪大学博士（歯学）取得
2004年　大阪大学歯学部附属病院　顎口腔機能治療部医員
2008年　重症心身障害児者施設四天王寺和らぎ苑　歯科科長
2011年　ささお歯科クリニック院長就任

日本睡眠学会 歯科専門医
日本睡眠歯科学会 指導医
日本摂食嚥下リハビリテーション学会 認定士
日本障害者歯科学会 認定医

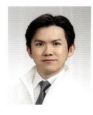

夫馬吉啓（ふま よしひろ）

2007年　東京歯科大学卒業
2007年　東京女子医科大学病院　歯科口腔外科勤務
2012年　グリーンデンタル夫馬副院長就任
2021年　グリーンデンタル夫馬 総合歯科・口腔機能クリニック院長就任

日本口腔外科学会 認定医
日本睡眠歯科学会 認定医
日本有病者歯科医療学会 専門医・指導医
日本口腔インプラント学会 専修医
日本小児口腔発達学会 口腔機能支援士

歯科と睡眠　睡眠歯科医療はじめましょう！

発行日　　2024年11月1日　第1版第1刷
著者　　　藤巻弘太郎　佐々生康宏　夫馬吉啓
発行人　　濵野 優
発行所　　株式会社デンタルダイヤモンド社
　　　　　〒113-0033　東京都文京区本郷2-27-17　ICNビル3階
　　　　　電話＝03-6801-5810㈹
　　　　　https://www.dental-diamond.co.jp/
　　　　　振替口座＝00160-3-10768
印刷所　　共立印刷株式会社

©Kotaro FUJIMAKI, 2024
落丁、乱丁本はお取り替えいたします

- 本書の複製権・翻訳権・上映権・譲渡権・公衆送信権（送信可能化権を含む）は、㈱デンタルダイヤモンド社が保有します。
- JCOPY ＜㈳出版者著作権管理機構 委託出版物＞
　本書の無断複写は著作権法上での例外を除き禁じられています。複写される場合は、そのつど事前に㈳出版者著作権管理機構（TEL：03-5244-5088、FAX：03-5244-5089、e-mail：info@jcopy.or.jp）の許諾を得てください。